뇌를 살리는 치유기술,

CST

뇌를 살리는 치유기술, **CST**

개정판 1쇄 발행 2023년 5월 22일

지은이 정인수
펴낸이 이기봉
편집 좋은땅 편집팀
펴낸곳 도서출판 좋은땅
주소 서울특별시 마포구 양화로12길 26 지월드빌딩 (서교동 395-7)
전화 02)374-8616~7
팩스 02)374-8614
이메일 gworldbook@naver.com
홈페이지 www.g-world.co.kr

ISBN 979-11-388-1905-3 (03510)

개정판

뇌를 살리는 치유기술, CST

Craniosacral Therapy

정인수 지음 | 아난드 칸 감수

좋은땅

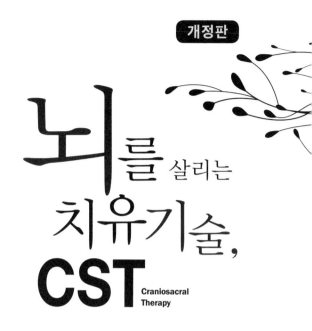

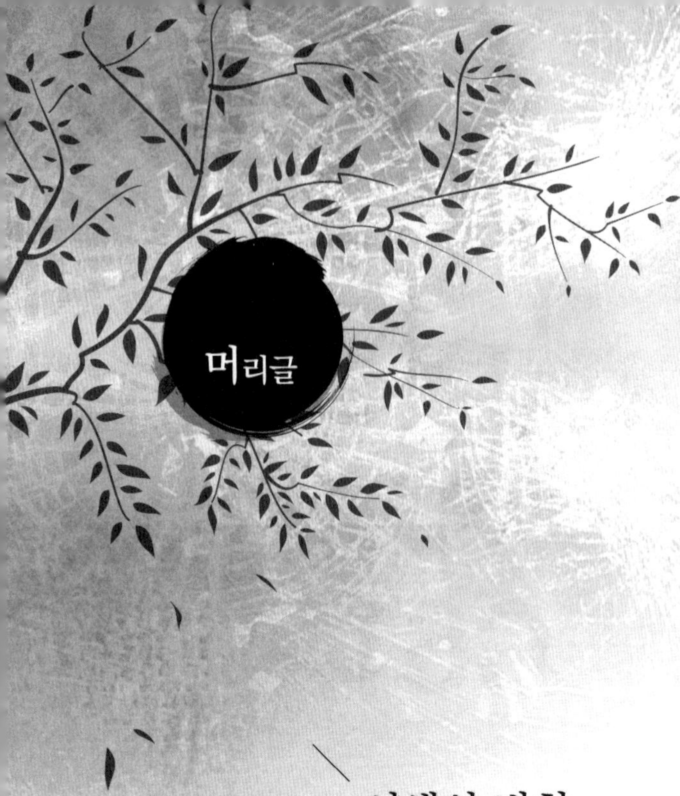

머리글

인생의 방향을 전환시키는 특별한 일들은 어느 날 문득 우연히 찾아오거나 내가 생각을 했다는 것이 믿어지지 않을 정도의 '엄청난 영감'에 온몸의 세포가 부르르 떨릴 때 일어난다.

몸을 만진 지 16년(1994년부터 자연 요법 전문가로 입문)이라는 세월이 흐른 지금에서야 나는 이제 좀 몸을 알겠다 싶다. 강산을 바꿀 수 있나는 10년의 세월이 녹아들면서 내 손은 숙성되고 몸을 알게 되고 그 속에 마음이 보이고 영혼이 느껴진다.

지금의 나를 보고 있으면 그동안 내게 우연처럼 일어난 수많은 필연들이 지금, 여기 나를 있게 한 것 같다.

누가 알았겠는가. 내가 '치유'를 천직으로 생각하고 그것도 모자라서 '소명'이라고 여기고 살아갈지를...

속 좋은 우리 부모님께서는 대학 나온 딸자식이 누구의 자식처럼 좋은 회사에 취직해서 돈 잘 벌고 시집 잘 갔으면 하는 희망을 나로 인해 술술 털어 버리신 '훌륭한 분'들이다.

게다가 인도에 잘 갔다 와서 하는 짓거리가 '발'이 크게 그려진 차트를 들고 다니면서 '발 만지면 건강해진다'는 이상한 건강법을 강의하고 다닌다니, 부모님께서는 안 보이시는 곳에서 혀를 '쯧쯧쯧' 차시면서도 내게는 전혀 내색을 않으셨다. 11년을 한결같이 같은 일을 하는 나를 보면서 이제야 마음이 놓이시는지 가끔 넌지시 물으신다.

"아직도 발 만지나..."

"아뇨, 이제는 머리 만집니다."

내가 두개천골 요법과 인연을 맺게 된 것은 다 내 '목 통증' 때문이었다. 중학교 때부터인가, 정확한 시기는 잘 생각이 나지 않지만 어깨와 목이 뻐근해서 틈만 나면 엄마한테 주물러 달라고 징징거리곤 한 기억이 난다. 어린것이 엄마를 주물러 주어도 칭찬을 들을까 말까인데 하루가 멀다 하고 목이고 어깨고 눌러 달라고 했으니 애늙은이가 따로 없다.

어린 시절에는 아픈 것보다 재미있고 신나는 일들이 더 많다 보니 '목 통증' 때문에 큰 불편함을 느끼고 살지는 않았다. 하지만 대학교 2학년 때 병으로 휴학을 한 이후로는 '목 통증'이 얼마나 기승을 부리는지 가끔씩은 목을 따로 떼서 깨끗한 물에 씻어 다시 붙이면 좋겠다는 '끔찍한 상상'을 하곤 했다.

복학 후에도 예전의 건강 상태로 돌아가지 못하는 '절망감'이 나를 '정신적 세계'로 이끌었고 결국 인도행 티켓을 손에 쥐게 되었다. 인도는 내게 있어 '치유의 파라다이스'였다.

푸나의 오쇼 아슈람(현재 오쇼 인터내셔널 명상 리조트)은 유럽과 미국, 영국 등지에서 각광받고 있는 '자연 치유 요법'을 다양하게 경험할 수 있는 '치유 박물관'과 같고 전 세계에서 최고의 세라피스트들을 초청하여 강연을 펼치는 '의술의 요람'이기도 하다.

이 풍요로운 치유의 장에 내가 하나가 될 수 있다는 축복만으로도 몸과 마음이 절로 정화가 되는 기분이었다.

푸나 아슈람은 내게 기회였다.

'휙~칼...바람'이라는 닉네임이 붙을 정도로 빠른 걸음으로 다녔던 나는 경험하고 배우는 일에 조금도 지체하고 싶지 않았다. 당시 아슈람(1994년)은 어딜 가도 '크라니오세크랄'이라는 단어가 들릴 정도로

'두개천골 요법'이 대단한 '치유술'로 붐을 일으키고 있었다. 당연히 나는 그것을 맛보고 싶었다.

"머리뼈의 운동성이 이상하네요~"

헝클어진 단발머리에 마르고 키가 큰 이탈리아 세션 기버(자연 요법 전문가를 총칭,이하 세션 기버로 통일)가 내게 이렇게 말한다.

이탈리아인 특유의 악센트가 섞인 영어로 다정하게 말하는 그는 자신이 감지한 내 몸 상태와 한 가지 '건강한 제안'을 했다. 백 캐어 전문가인 피타고라스의 닥터 프라기탐에게 함께 가자는 것이다.

그가 나를 닥터 프라기탐과 만나게 한 것은 내 후두골 운동성이 특별했고 그것이 뼈 문제에서 오는 것이 아닌지 알아보기 위함이었다. 어떤 문제점도 발견하지 못한 닥터 프라기탐은 내게 지속적인 두개천골 요법을 권했다.

이것도 내 성격이리라.

아무리 좋다고 말로 떠들어도 내 몸으로 경험하지 않은 것을 나는 믿지 않는다.

나는 내 목의 지속적인 통증이 두개골의 비정상적인 운동성에서 기인하고 있다는 세션 기버나 닥터 프라기탐의 말을 전적으로 믿지 않았지만 몸으로 직접 경험해 보기로 했다. '목 통증'이나 사라졌으면 좋겠다는 가벼운 소망으로 시작한 세션이 회를 거듭할수록 나는 뭔가를 감지하기 시작했다. 목 통증을 의식하지 못하는 기간이 길어지는 것은 물론이고 육체의 치유를 넘어 마음의 평화가 스며드는 것이 느껴진 것이다. 아슈람의 정열적인 붉은 꽃을 보면 심장에서 환희가 피어올랐고 식사 중에 주홍빛 파파야로 찾아든 작은 새들이 사랑스럽게 보이기 시작했다. 마음의 평화로 세상이 확 달라 보이기 시작한 경이로운 경험은 나를 'CST 트레이닝(1995년)'으로 이끌었다.

아슈람 사상 최대 규모의 트레이닝으로 기록된 그해의 CST 트레이닝(1995년)은 우리를 움직이는 보이지 않는 힘에 접속하는 방법과 '내 안의 나'를 새롭게 만나는 법을 가르쳤다.

CST는 숨겨진 '건강의 힘'을 찾아내는 뛰어난 치유 기술이자 우리 몸속에 자연과 우주가 주는 빛의 에너지로 마음과 영혼을 조화롭게 이어 주는 '치유 예술'이다.

시작할 때는 나 홀로 걸어온 길이었지만 이제 옆으로 돌아보면 많은 동행들이 있어 기쁘다.

이 책을 나에게 생명을 불어넣어 주신 부모님과 나의 소울 메이트이자 평생의 반려자인 칸에게 받친다.

사무라이에게는 '칼'이 생명이듯이 '몸을 만지는 사람'에게는 '수련'이 생명이다. 아침, 저녁으로 매일같이 행하는 규칙적인 수련은 더 나아가 CST 속에서 보다 깊은 수련 상태로 이어지고 있으니 이것이야말로 참으로 '복 받은 자'의 행복 아니겠는가!

천직으로 삼고 있는 자연 치유법을 통해 수련까지 행할 수 있는 기쁨! 이제 이 기쁨을 모든 사람들과 공유할 수 있게 되었으니 평생 건강한 몸과 마음으로 기쁘게 즐기면서 다 함께 신성한 삶을 영위해 볼 것이다.

그리고 이 공간을 빌어 책을 위해 기꺼이 사진 촬영에 응해 주시고 10년 가까이 비디와 칸을 신뢰하며 언제나 아낌없는 사랑과 관심을 주신 10년지기 고객 김양진님 가족과 박주희님 가족, 더불어 책 속의 출연을 마다하지 않으신 곽현숙님, 무호, 유영에게도 미처 말하지 못한 깊은 고마움을 전한다.

- 2009년 5월

Vidhi

Content 01 CST 역사 속으로…

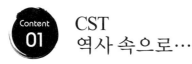

Content 02

이것만은 알자! 가장 핵심적인 CST 기초 개념

Content 03

온몸의 세포가 노곤 노곤해지는 CST 테크닉별 치유 효과

Content 04

내 건강은 내가 지킨다! 혼자 하는 CST 셀프 테크닉!

Content 05

건강 지수 UP! 행복 지수 UP! 가족끼리 나누는 CST, "15분의 기적"

“

CST는 숨겨진 ‘건강의 힘’을 찾아내는 뛰어난 치유 기술이자

우리 몸속에 자연과 우주가 주는 빛의 에너지로

마음과 영혼을 조화롭게 이어 주는 ‘치유 예술’이다.

Content 01

CST 역사 속으로

크라니오 세크랄 작업을 시작한 지 햇수로 5년이 다 되어 가던 그해, 1999년이었던 것으로 기억된다.

한 고객에게 세션을 하던 중, 두개골의 운동성을 정지시켰음에도 불구하고 그 정지 밑으로 뭔가가 움직이고 있음이 감지된 기막힌 사건이 발생했다.

물론, 그전에도 정지된 그 층 밑으로 미세한 운동성이 여러 번 감지되었지만 그 운동성에 대한 존재 여부를 배운 적이 없었고 또 내게 그런 견해에 대해 조언을 해 줄 만한 사람도 한국에는 없었다. 당시만 해도 나는 '업레저 방식'으로 훈련된 전문가였기 때문에 또 다른 층에서의 운동성은 상상하지도 못했다.

– 세계 협회 ICSB® 공인 CST 프랙티셔너가 되기까지의 에피소드 中

CST의 유래

CST는 '두개골은 움직인다'라는 엉뚱한 발상을 통해 시작되었다.

이것은 마치 그 어느 누구도 '지구가 네모다'라는 사실에 부정적인 심사를 내보일 수 없었던 암흑의 중세 시대에, 발칙하게도 '지구는 둥글다'라고 선언한 갈릴레오의 발상과 같다.

머리카락과 두피가 흔적도 없이 사라진... 누구를 만나건 해맑게 웃고 있는 희멀건 두개골이 "일생을 통해 미세하고 규칙적인 운동을 하고 있다"라고 누가 감히 상상이나 했겠는가...

하지만, 서양의학에서 '성인의 두개골은 이미 융합이 끝나서 움직일 수 없다'라는 생각을 신봉해 오는 동안 중국의 침이나 인도의 전통의학 아유르베다와 같은 동양의학에서는 두개골의 미세한 운동성을 이미 오래전부터 인정해 왔다.

두개골의 미세한 운동성을 이용해서 치유를 행하는 '두개골 촉진법'은 중국, 인도 등지에서 수세기 동안 행해져 왔으며, 이 의술은 고대 이집트인과 페루에 있는 파라쿠스 문화의 종족(BC2000~AD200)에 의해 발달되어졌다고 한다. 뇌의 리드믹컬한 움직임에 대한 보고는 18세기로 거슬러 올라가 철학자이자 과학자인 엠마누엘 세던보르그에 의해 서술되었으며 그는 뇌가 수축-확장 운동성을 보이며 규칙적으로 움직인다고 했다.

러시아에서는 이 움직임을 생리학에서 가르쳐 왔으며 1900년도 이탈리아에서는 한 해부학자에 의해 두개골은 완전히 융합되지 않으며, 일생 동안 지속적으로 움직인다는 강의를 계속해 왔다.

모든 사람들이 '지구가 네모다'라고 할 때, '지구는 둥글다'라고 외치며 왕따를 당했던 갈릴레오의 진실과 고독함도 세월이 흐르고 시대가 바뀌면서 '역시 지구는 둥글구나'라는 결과에 안착하게 된다.

고대 시대에 이미 인정되고 사용되어진 '두개골 촉진술'은 세월이 흐르고 시대가 바뀌면서 기계 문명의 발달과 손의 감각을 부정하는 시대의 흐름에 따라 오히려, 오랫동안 소수의 지지자들만의 몫으로 남겨졌었다.

하지만 갈릴레오의 발칙한 발상이 인류의 사고 전환에 커다란 기여를 한 바와 같이 기계 문명의 쓰라린 한계는 '두개골은 움직인다'라는 엉뚱한 발상에 눈을 돌리게 했고 의학적 증명과 임상적 연구 결과를 통해 '두개골 촉진법'을 고대에서 현재로 이끌었다.

갈릴레오의 발상보다 더 긴 여정을 통해 '진실'을 내보일 수 있었던 '두개골의 미세한 운동성'은 세 사람의 끈질긴 연구와 치유에 대한 열정, 몸을 통한 신념 없이는 이루어지지 않았을 터이다.

여기 세 사람의 기막힌 우연을 통해 도달한 경험 속으로 여러분을 안내한다.

닥터 스틸 Dr. Still 스토리 :
CST를 점지한 삼신할매

물론, 매년 인도에서 개최되는 CST 트레이닝에서 나의 스승은 분명히, 그것도 여러 번 닥터 스틸에 대해서 언급을 했을 것이다.

'역사적' 단어(사람&연도)엔 거의 흥미를 갖지 않는 내 개인적 성향으로 인해 뇌리에조차 남아 있지 않았던 미지의 인물이 바로 닥터 스틸이었다.

'정골 요법'의 창시자인 닥터 스틸은 '두개천골 요법'이 세상에 탄생할 수 있도록 점지해 준 삼신할멈이다.

CST의 철학이나 치유 메커니즘의 모태는 바로 자애로운 삼신할멈의 점지를 통해 태어났다고 해도 과언이 아닐 것이다.

정골 요법이란 의학 용어에 이렇게 정의되어 있다.

Andrew Taylor Still(1828-1917)에 의해서 창시된 치료체계로서, 신체가 정상구조적 관계에 있으며 호적한 환경조건과 적당한 영양을 취하면 신체는 질환 및 다른 중독 상태에 대해서 스스로 치유될 수 있다는 설에 기초를 두고 있다. 이것은 정상적인 신체 기구와 구조상의 결함을 발견하고 교정하는 조작법의 중요성을 주로 강조하지만, 일반적으로 인정되고 있는 진단 및 치료의 이학적, 약물적, 외과적 방법도 이용한다.

닥터 스틸이 창안한 '정골 요법'은 약물 중심의 치료에서 오는 심각한 부작용과 치료의 한계에서 느낀 '개혁적인 한 의사의 실망감'에서 출발한다.

어린 시절 잦은 두통으로 고생했던 그는 뒤뜰에 매여 있는 그물 침대 로프에 머리를 기댐으로써 두통과 구역감이 해소되는, 우연을 가장한 '기막힌 사건'을 맞이하게 된다.

그는 자서전에 당시의 사건(?)을 이렇게 기록하고 있다.

"그때의 발견 이후 나는 두통 발작이 올 것 같으면 언제나 로프로 목을 감아 매달았다. 이 치료법을 20년 동안 써 오다가 머릿속에 문득 그것의 원리가 떠올랐다. 내가 매단 것은 대후두 신경이었다는 것과 그것이 동맥에서 정맥으로의 순환에 조화를 가져다주었으며 그 결과로 두통이 사라진 것이다."

이 사건을 통해 닥터 스틸은 체액의 원활한 흐름이 '건강'과 밀접한 연관성이 있음을 깨닫고 체액의 흐름은 몸의 구조(해부학)와 상호 연결되어 있다는 결론을 내리게 된다.

체액의 정상적인 흐름은 자연스러운 생리적 운동성을 만들며, 세포에 영양분을 공급하고 독소를 제거해 줌으로써 몸이 스스로 치유할 수 있는 기회와 장을 만들어 줄 수 있다.

이 사실을 깨달은 닥터 스틸은 '질병이란 체액이나 생명 형질의 공급이 막힌 데서 기인한다'는 결론을 내리고 정골 요법의 3개의 기본 원리를 취하게 된다.

1. 구조와 기능은 서로 연관되어 있다.
2. 건강이나 질병 상태에서 몸은 하나의 단일체로서 기능한다.
3. 몸은 스스로 치유하는 능력을 가지고 있다.

닥터 스틸은 '정골 요법 3가지 기본 원리'를 통해 운동성과 건강이 서로 연결되어 있음을 처음으로 인지함으로써 CST가 출항할 수 있는 훌륭한 항구 역할을 해 주었다.

20세기 초에 이르러, 닥터 스틸이라는 경험이 풍부한 항구를 떠나 미지의 치유 세계를 향한 한 젊은이가 있었으니 그가 바로 스틸의 제자 윌리암 셔덜랜드였다.

닥터 윌리암 가너 셔덜랜드 스토리 : 뇌 안에 봉인된 비밀을 풀다

정골 요법계의 이단아, 닥터 셔덜랜드는 CST를 잉태한 '어머니'이다.

1930년도에 시작된 그의 교육은 1954년 그에게 죽음이 찾아왔을 때까지 쉼 없이 지속되었으며 주류의 시큰둥한 반응에도 불구하고 그의 치유 작업은 성공적인 임상 결과를 가져왔다.

1940년도, 닥터 셔덜랜드 산하 최초의 '정골 요법 학교'가 미국에 건립되고 'Osteopathy in the Cranioal field'라는 정골 요법 대학원 코스가 시작되었다.

이 과정이 점차 '두개정골 요법'이라는 새로운 장르로 알려지면서 닥터 셔덜랜드는 '두개정골 요법'의 창시자로 명성을 얻게 된다.

"

'처음 시작은 미약하였으나 나중은 창대하리라' – 마태복음

"

닥터 셔덜랜드의 여정이 마치 이 성경 구절과 같다.

자신이 모른다고 무조건 아니라고 치부하고 냉대하는 '근본을 알 수 없는 무지' 속에서 처음 시작은 미약하였으나…

자신을 지지해 주는 소수의 동료들과 함께 뜻을 굽히지 않고 앞으로 나간 셔덜랜드의 그 나중은 창대하였다.

우주에 존재하는 모든 것에는 이유가 있다!

셔덜랜드가 소신을 굽히지 않고 생을 마감할 때까지 자신의 연구에 떳떳할 수 있었던 것은 젊은 시절 뜻하지 않게 찾아온 '우연을 가장한' 한 사건 때문이었다.

한 생을 지배할 만큼 강한 인상을 남긴 멋진 사건이 운명처럼 셔덜랜드를 찾아간다.

1900년 초, 정골 요법사 마지막 학기에 있던 윌리암 가너 셔덜랜드는 검사를 하라고 나누어 준 두개골 한 벌을 보고 있었다. 당시만 해도 성인의 두개골은 이미 융합되어 더 이상 움직이지 않는다고 가르쳤다.

셔덜랜드는 주어진 두개골이 배운 것과는 달리 쉽게 분리가 되었지만 대수롭지 않게 여겼다.

두개골을 검사하는 동안 셔덜랜드는 흥미로운 사실 하나를 발견하게 되는데, 측두골과 두정골의 봉합 모양이 빗각 모양을 하고 있어 마치 물고기의 아가미처럼 보이는 것이다.

순간 이 봉합이 '호흡'을 위한 장치가 아닐까라는 생각이 번개처럼 그의 뇌리를 강타했다.

셔덜랜드 자신도 왜 그런 엉뚱한 생각을 하게 되었는지 스스로 의 아했지만, 그 생각은 셔덜랜드의 인생을 바꾸어 놓을 만한 '멋진 사건'이 되었다.

그 사건이 있은 후, 셔덜랜드는 학교에서 배운 '두개골은 융합이 완전히 끝났기 때문에 움직이지 않는다'라는 명제를 증명하고자 독특한 헬멧을 개발했다.

배운 바와 같이 두개골이 움직이지 않는다면 머리는 헬멧에 영향을 전혀 받지 않을 것이다.

린넨과 가죽 끈이 붙어 있는 헬멧은 한쪽 방향으로 옥죄일 수도 있고 풀릴 수도 있게끔 고안되어 있어 두개골의 운동성이 없다는 것을 증명하는데 더할 나위 없는 발명품이었다.

셔덜랜드는 헬멧을 쓰고 한쪽 방향으로 조였다가 풀었다가 하면서 여러 가지 실험을 행하였다.

이 실험을 통해 셔덜랜드는, 헬멧을 어떤 방향으로 조이느냐 그리고 압박의 정도에 따라 두통, 어지럼증, 구토가 발생하는 것을 경험하게 되었다. 결국 그는 두개골이 배운 대로 '움직이지 않는 것'이 아니라 미세한 운동성으로 '움직인다'라는 결론에 도달하게 되었다.

셔덜랜드는 엉뚱한 영감이 불러들인 '위대한 사건'을 통해 '두개골의 미세한 운동성'을 재조명함으로써 획기적인 '치유의 장'을 펼칠 수 있었다.

두개골을 움직이는 실체를 찾기 위해 'Tissue breathing'을 오랫동안 연구한 셔덜랜드는 결국 두개골을 움직이는 근본적인 힘은 '뇌'라는 사실을 발견하게 된다.

'뇌'는 생명의 원천이며 '뇌의 수축-확장' 운동성이 '두개골'의 미세한 운동성을 일으킨다는 사실을 안 셔덜랜드는 인간 안에서 자연의 힘을 보게 된다.

"인간은 '뇌'를 통해 움직이고 '뇌'를 통해 생각하며 영혼 또한 '뇌'를 통해 육체와 연결된다"라고 셔덜랜드는 말하고 있으며 뇌 안에 '생명 유지와 건강에 대한 비밀'이 봉인되어 있음을 깨닫게 된다.

셔덜랜드의 깨달음은 활짝 핀 연꽃의 향기처럼 시공간을 초월하여 한 남자에게 찾아간다.

닥터 업레저 스토리 :
CST를 키우고 가꾸어 세상으로 펼치다

1971년 신경외과 레지던트로 일하고 있던 업레저는 경추막에 붙어 있는 프라그 제거 수술에 어시스턴트로 참석하게 되었다.

경추막에 붙어 있는 프라그를 제거하는 동안 막이 움직이지 않도록 겸자로 꼭 붙들고 있으라는 지시를 받은 그는, 겸자로 막이 움직이지 않도록 무던히 애쓰고 있었다.

그의 노력에도 불구하고 막을 완전히 정지시킬 수 없었다.

일정한 주기를 타고 막은 지속적인 움직임을 보였지만 "왜 막이 정지되지 않고 주기적으로 움직이는가"에 대한 해답을 아는 의사는 아무도 없었다.

업레저는 자신도 배운 적이 없는 막의 운동성에 짜릿한 흥분을 느끼며 해답을 줄 수 있는 단체를 찾기 시작했다.

결국 업레저는 미국 내 '두개정골 요법 협회'에서 그 해답을 찾게 된다.

1980년에 이르러 닥터 업레저는 두개골의 운동성을 의학적으로 증명하기 위해 미시간 주립대학에서 의료팀을 형성했다. 그간 연구되었던 두개골은 죽은 지 오래된 뼈들이라 별다른 운동성의 근거를 찾을 수 없었기 때문에 업레저가 구성한 의료팀은 가능하면 신선한(?) 두개골로 연구에 임하였다.

연구 결과, 두개골 봉합에서 혈관과 신장 신경 등을 찾아낼 수 있었고, 그것을 통해 두개골의 운동성을 의학적으로 입증하는데 성공할 수 있었다.

이 기간 동안 업레저는 닥터 카니와 함께 '두개정골 요법'이 아이들에게 미칠 수 있는 영향에 대해 연구를 시작했다. 그들이 주로 연구 대상으로 삼았던 아이들은 '과잉 행동 장애, 자폐증, 학습 장애' 등이었는데 결과는 매우 만족스러웠다. 업레저는 이 경험을 바탕으로 '특별한 아이들'을 다루어야 하는 선생님, 부모님, 조력자들을 훈련시키기 시작했다.

업레저의 이러한 노력의 결과로 '두개정골 요법'으로의 근원적 접근보다는 기술적으로 더욱 발달된 '두개천골 요법'이라는 새로운 장르가 탄생되었다.

당시만 해도 정골 요법을 배우지 않고서는 두개골 작업을 할 수 없었기에 이 점을 깊이 숙지한 업레저는 일반인들이 정골 요법을 배우지 않고서도 두개골 작업을 할 수 있도록 '두개천골 요법'을 개발하게 되었다.

재미있는 사실은 두개정골 요법을 행하는 것이나 두개천골 요법을 행하는 것이나 테크닉이나 효과 면에서 별 차이를 볼 수 없다는 것이 세계적인 두개천골 또는 두개정골 요법가들의 공통적인 견해이다.

닥터 업레저의 헌신적인 연구와 많은 경험으로 전 세계적으로 해부학적 지식을 겸비한 '두개천골 요법 트랙티셔너'들이 오랜 기간 소요되는 정골 요법을 배우지 않고서도 훌륭하게 두개골 작업을 수행하고 있다.

스틸이 점지한 CST를 셔덜랜드가 오랫동안 잉태하여 업레저가 출산하였다.

세상으로 나온 CST가 '치유의 사명'을 세상에 잘 펼칠 수 있도록 보다 자연스럽고 편안해지도록 닥터 업레저는 CST를 새롭게 디자인하였다. 그리하여 더 많은 사람들에게 스며들 수 있도록...

세상에 뿌려진 CST의 향기가 오래도록 그윽하게 우리에게 남아 있을 수 있도록 CST의 뿌리를 튼튼하게 가꾸어야 하는 것은 앞으로의 우리 몫이리라.

비디 & 칸 스토리 :
CST의 두 가지 향기를 조화롭게 접목시킨 치유 예술가

크라니오 세크랄 작업을 시작한 지 햇수로 5년이 다 되어 가던 그해, 1999년이었던 것으로 기억된다.

한 고객에게 세션을 하던 중, 두개골의 운동성이 스틸 상태가 되었음에도 불구하고 그 밑으로 뭔가가 움직이고 있음이 감지된 기막힌 사건이 발생했다.

물론, 그전에도 스틸 상태 밑으로 미세한 운동성이 여러 번 감지되었지만 그 운동성에 대한 존재 여부를 배운 적이 없었고 또 내게 그런 견해에 대해 조언을 해 줄 만한 사람도 한국에는 없었다.

당시만 해도 나는 '업레저 방식'으로 훈련된 전문가였기 때문에 또 다른 층에서의 운동성은 상상하지도 못했다.

다른 층에서의 운동성이 감지될 때마다 무시하거나 일부러 개의치 않으려 노력했지만 갈수록 너무나 명확하게 드러나는 다른 층의 운동성을 더 이상 간과할 수는 없었다.

게다가 나는 이미 업레저 방식의 한계를 느끼고 있었던 터였다.

물론 많은 고객들이 업레저 방식의 크라니오세크랄 작업으로 치유되고 안정되었지만 10%의 고객은 그 혜택을 받을 수 없었다.

터치 자체를 거부하는 고객이라든가, 신경 불안이 너무 심해 잠시도 가만히 있을 수 없는 고객 또는 이완 상태 자체를 거부하는 고객들, 생명력이 바닥이 난 고객, 스스로 치유하고자 하는 의욕을 잃은 고객.

이런 경우 닥터 업레저의 'somato emotional release'[1) 기법이 매우 유용하지만 작업이 끝난 이후 고객들이 가지게 될 공허함이나 후유증을 간과하고 있음은 이미 전 세계의 크라니오세크랄 전문가들의 연구 결과로 드러났다. 게다가 뼈 차원과 근막 차원(CRI LEVEL)만의 교정으로는 더 깊은 치유의 진척이 일어나지 않았고 테크닉적으로 많

1) 2000년도 이후 ICSB®와 다른 세계적인 협회에서는 닥터 업레저의 SER 기법 사용을 소속 전문가들에게 자제할 것을 권했다. SER 세션 이후 고객들이 재쇼크를 경험한 많은 사례들이 잇따라 보고되었기 때문이다. 비디&칸에서는 NLP 기법을 통한 〈Dialoging with Quantum body〉 프로그램을 새롭게 개발, 교육하고 있다.

이 보강된 업레저 기법이라 해도 뭔가가 빠졌다는 생각을 지울 수가 없었다.

결국 채울 수 없는 10%를 완성하기 위해 나는 한국에 돌아온 지 만 2년 만에 인도로 귀향하게 되었다.

그리고 인도는 그 해답을 들고 고요히 나를 기다리고 있었다.

나의 스승 보드레나, 그녀가 내게 건네준 해답은 바로 '셔덜랜드, 생명의 호흡 컨셉'이었다.

그녀가 이끄는 "ICSB® (International Institute for CranioSacral Balancing)"는 독일 본부를(2009년 현재 기준. 본부는 현재 스위스로 이전) 둔 채 전 세계에 강연을 펼치는 전문적인 크라니오세크랄 교육 기관이다.

그녀는 애초에 업레저의 제자였기에 그녀의 교육 방식 또한 업레저 방식이었으나 명상적인 접근법과 다양한 테크닉의 진화로 그녀만의 독특한 '크라니오세크랄 세계'를 구축하였다.

그런 그녀가 '셔덜랜드 방식'으로 갑작스런 전환을 하게 된 것은 '업레저 방식의 한계'를 뼈저리게 느끼게 한 사건이 우연히 일어나면서부터였다.

내가 인도로 귀향한 그해, 보드레나는 비행기 내 선반에서 트렁크를 꺼내다 그 육중한 트렁크가 머리를 가격한 사고를 당한다. 그 사고로 경추 5, 6번 신경이 눌려 보드레나는 균형 감각을 잃고 눈의 초점조차 맞추기 힘들어졌다. 의사들은 수술을 권했지만 보드레나는 결코 그들의 말을 따르지 않았다.

그녀는 수술 없이 자연스러운 방법으로 치유되길 원했고 또 가장 적절한 방법이 크라니오 작업이라고 여겼다.

그도 그럴 것이 그녀의 파트너이자 남편인 카비가 크라니오세크랄 티쳐이자 숙련된 프랙티셔너 아닌가.

하지만 신경이 날카로워질 대로 날카로워진 보드레나의 머리에 카비는 접근조차 힘들었다고 회상한다.

조금만 머리 쪽으로 손이 가도 보드레나는 압박감을 느끼면서 접촉을 거부했다고...

이때 카비는 보드레나를 치유하겠다는 마음조차 버린 채 무심한 마음으로 다시 한 번 보드레나의 시스템에 접근한다.

이때 뭔가가 일어났다.

보드레나의 시스템이 아무런 거부 없이 카비의 손을 받아들였고 몸의 지혜가 알려 주는 대로 깊은 이완 상태에 들어갈 수 있었다. 이러한 드라마틱한 경험으로 인해 보드레나는 업레저 방식이 신경계에 치명적인 트라우마가 왔을 때는 유용하지 못하다는 사실을 인정하고 카비가 극적으로 행한 방식이야말로 몸 안에 내재한 '건강의 힘'으로 돌아갈 수 있다고 여겼다.

이 소중한 사건을 통해 보드레나와 카비가 이끄는 협회는 모든 교육 방식을 서서히 '셔덜랜드 방식'으로 전환해 나간 것이다. 덕분에 나는 업레저 방식과 셔덜랜드 방식을 모두 습득할 수 있게 되었다.

그들에게 일어난 '소중한 사건'은 그간 내가 품어 왔던 업레저 방식에 대한 의문과 한계를 시원하게 풀어 주었다. 셔덜랜드 방식은 감지의 폭이 넓고 깊어 인체의 정수로 근접할 수 있는 패스워드를 많이 보유하고 있다.

업레저 방식으로는 정확하게 감지할 수 없었던 뇌의 상태나 상호 긴장막의 연관성, 뇌척수액의 순환 경로, 불균형을 일으키는 핵심 포인트 등을 어렵지 않게 찾아낼 수 있어 신속한 교정과 갇혀 있던 파워풀한 건강의 힘을 정확한 부위에서 풀어 낼 수 있다.

뿐만 아니라 그동안 터치조차 허용치 않았던 10%의 고객, 대부분 신경계에 치명적인 트라우마가 온 그들에게로의 접근이 가능해져 안전하게 신경계를 이완시키고 스스로 치유할 수 있도록 이끌 수 있게 되었다.

업레저 방식이 바다의 출렁이는 파도를 다루는 작업이라면 셔덜랜드 방식은 그 파도를 움직이는 더 깊은 바다의 층, 조류를 다스리는 일이라 할 수 있다.

아무리 파도가 잔잔하게 가라앉는다 해도 더 깊은 곳의 조류가 불안정하다면 다시 파도는 물결치기 시작할 것이다. 셔덜랜드 방식으로 인체의 정수, 중추 신경계를 안정시킨 후 업레저 방식의 다양한 교정법을 사용함으로써 나는 한층 더 깊어진 치유의 세계를 펼칠 수 있게 되었다.

TIP
FOR
YOU

항상 잊지 말아야 할 것은 바로 우리가 몸을 대하는 마음입니다.
언제나 겸손한 마음으로,
몸에게 여유를 주며,
나 또한 그 속에서 여유와 풀림이 있을 때
비로소 우리는 기적을 볼 수 있습니다.
몸 안에 모든 것이 있습니다.
우리가 추구하는 '치유' 또한 몸 안에 고스란히 있습니다.

- Vidhi

VIDHI&KHAN CST

나는 나를 넘었다! Episode

세계 협회 ICSB® 공인 CST 프랙티셔너가 되기까지의 에피소드

내 생애 그렇게 긴장한 날이 있었을까...

밤에 잠이 오질 않았다.

대입 시험을 보러 칼날 같은 바람을 뚫고 서울의 한 하숙집에서 하룻밤을 보낼 때도 속 좋은 아이마냥 마음껏 잠을 청할 수 있었는데...

밤새 뒤척인 탓에 핼쑥해진 얼굴로 트레이닝 룸에 도착하니 트레이닝 지도자 중 하나인 아가타가 멍해 보이는 내게 말을 걸어왔다.

"기분이 어떠니... how you feel today..."

"곤두서 있어... very nervous..."

"이해해.. i unerstood..."

아가타만이 만들 수 있는 특별한 미소는 내게 큰 위안이 되었다.

보드레나가 이끄는 '두개천골 균형 요법' 인터내셔널 스쿨은 이제 막 새로운 컨셉으로 한층 업그레이드된 테크닉과 깊은 차원의 감지법을 교육하고 있었다.

내가 훈련받을 당시('95 업레저 방식)와는 전혀 다른 컨셉과 테크닉이었으나 4명의 한국인 참가자 통역이라는 사명을 띠고 트레이닝에 합류한 터라 새로운 것들을 연습할 기회가 전혀 오지 않았다.

직접 연습해 볼 기회는 없었지만 그간의 경력과 경험은 새로운 컨셉과 테크닉을 이해하는데 많은 도움이 되었다.

그럼에도 불구하고 손으로 직접 해 보지 못했다는 '부담감'이 내 안에 '두려움'을 일게 했다.

이번이 세 번째 피드백 세션이다.

참관인으로 보드레나가 직접 나섰고 나를 시험(?)해 볼 이는 어시스턴트 '코말라기타'였다.

첫 번째 피드백 세션에서 날카로운 지적과 말투 때문에 나의 심기를 불편하게 했던 그녀와의 두 번째 만남이라 신경이 더 곤두서는 듯했다.

막상 피드백 세션이 시작되니 온몸을 짓누르던 그 떨림은 어디로 가고 그 자리에 평온함이 찾아들었다.

마음이 편안해지고 안정이 된다. 보드레나의 존재가 나를 평온하게 안정시켜 준다.

그녀는 내 옆에서 지지를 해 주는 역할과 동시에 우리의 감독관으로 위엄을 갖고 앉아 있었다.

자세를 안정적으로 잡은 뒤 호흡을 내리고 첫 번째 터치를 한다.

니고시에이션을 통해 터치의 강도를 조정하고 그들이 원하는 '미드타이드(Mid-tide 중간 조류)' 탐색에 들어갔다.

시야를 좀 더 확장하여 코말라기타의 생체환경장(biosphere)이 눈에 다 들어오도록 눈에 힘을 빼고 부드럽게 바라본다. 즉각적으로 움직임이 감지되지는 않는다. 몇 초가 흘렀을까. 그녀의 중심선을 통과하는 뇌척수액의 움직임이 스물스물 내 감지망 안으로 흘러 들어오기 시작했다.

"무엇을 감지하고 있죠? what you sense now?"

나를 긴장하게 만드는 그녀의 날카로운 질문!

보드레나의 부드러운 에너지가 나의 긴장을 풀어 준다.

"뇌척수액이 지금 막 경추를 지나 밑으로 내려가고 있어요... exhalation..."

미드타이드(Mid-tide)를 체크하고 두개골 내에서 '이너셜 퍼크럼(inertial fulcrum)'를 찾은 후 해소시킨다.

그녀의 민감한 몸은 기회를 놓치지 않고 스스로 교정을 한다.

"O.K, 다음은 CRI 차원의 교정을 할 건데 내 상태에는 어떤 교정이 필요한 거죠?"

그녀의 뇌척수액의 흐름으로 보아 측두골 봉합이 잘 열리지 않고 세션 시작하기 전에 턱관절이 뻑뻑하다고 하는 걸로 보아 주로 측두골 작업과 TMJ 작업이 필요할 것 같았다.

"저는 유양돌기 작업과 TMJ 작업으로 측두두정 봉합을 풀고 하악골의 긴장을 해소할 것입니다."

"O.K. good."

유양돌기 작업이 생각보다는 시간이 많이 걸렸다.

그녀의 측두근이 무척 긴장을 한 상태라 생각보다 움직임이 순탄하지 않아 시간을 두고 오래 기다려야 했다.

CST 작업은 인내와 기다림의 작업이다. 기다림 후에는 반드시 '해소(releasing)'라는 원하는 것을 수확할 수 있다. 다음, TMJ 작업을 시작했다. 평상시 내가 했던 터치보다 그녀는 더 강한 터치를 원했다.

그녀의 요구대로 좀 더 긴밀한 터치를 사용했고 하악골 압박법에서 오랜 시간을 두고 측두두정 봉합을 열었다.

작업이 진행되는 동안 말없이 그냥 하는 것이 아니라,

"지금 압박을 통해 하악골을 두방으로 올리고 있습니다. 뻑뻑해서 잘 올라가지 않아 좀 더 기다리겠습니다. 네. 좀 더 올라가는군요. 아, 지금 막 측두린이 열리고 있습니다. 다 열렸고. 하악골 디컴플레이션을 시작하겠습니다. 근육이 긴장해서인지 움직임이 잠시 멈추네요. 다 내려갔고 리프팅을 할게요. 해소되었습니다."

작업을 손으로 하면서 동시에 이렇게 멘트를 하는 것이 생각보다 어렵지는 않았다. 그 점에 대해 보드레나와 코말라기타는 인상적이었다고 말한다.

쉬운 일은 아니기에... 끝으로 AO 작업을 하면서 세션을 마무리 지었다. 세션을 하는 내내 보드레나가 보내 주는 '서포팅 에너지' 덕분에 내가 하는 모든 작업에 대해 스스로 신뢰감이 만들어졌다. 코말라기타가 기지개를 쭉 펴면서 천천히 눈을 뜬다. 그녀가 깨어나면서 동시에 나의 긴장감도 살아나기 시작했다. 우리 셋은 머리를 한군데로 모은 뒤 서로를 바라보며 눈웃음을 주고받았다. 그녀들이 나의 작업을 평가하기 시작한다. 심장이 뛰는 속도가 점점 빨라지기 시작했다.

"음... 먼저 코말라기타가 세션을 받을 때 느낌이 어땠는지 얘기해 봐요."

보드레나가 자연스러운 몸짓으로 코말라기타에게 먼저 멘트 할 것을 요구했다.

"세션 받는 동안 편안했어요. 그리고 내가 비디에게서 느낀 것은, 이 사람이라면 내 몸을 맡길 수 있겠구나 하는 신뢰감. 무엇보다도 테크닉을 정확하게 알고 있다는 것에 안도감이 느껴졌어요. 물론 가끔씩 제가 테크닉 수정을 요구했지만 언제나 제가 원하는 대로 즉각적으로 테크닉 수정을 하는 것으로 보아 테크닉적인 면에서 뛰어난 것 같고. 이건 제 개인적인 느낌인데... 다른 전문가들을 피드백 할 때 하고는 달리 비디는 해부학적인 용어를 정확하게 구사를 하더군요. 해부학적인 지식이나 테크닉적인 면으로 볼 때 CST 전문가로서는 물론이고 강의를 해도 잘하겠구나 하는 생각이 들었어요. 어쨌거나 제 느낌은 아주 좋아요."

긍정적인 코말라기타의 의견에 보드레나도 흡족한 표정으로 동의의 표시를 보내왔다.

그리고 그녀는 드디어 내게 이렇게 이야기했다.

"O.K 그간 3번의 피드백 세션을 통해 다른 전문가들의 평가는 물론이고 옆에서 지켜본 내 느낌으로도 비디는 전문가로서 확신과 신뢰감이 뛰어나요. 그리고 코말라기타도 말한 바 있지만 테크닉을 사용할 때 언제든지 수정이 가능한 유연함도 좋고 또 눈에 보이지 않는 인체의 해부학적 부위를 정확하게 짚어 내는 것도 아주 칭찬할 만해요.

그래서 저는 협회를 대표해서 비디를 공식적인 CST 프랙티셔너로 인증하겠습니다!"

얍! 주먹이 불끈 쥐어졌다. 드디어 인정을 받은 것이다. 주관적으로만 느껴 오고 판단해 왔던 눈에 보이지 않는 세계를 나의 스승으로부터 공식적으로 인정을 받은 것이다. 내가 느끼는 것을 그들도 느낀다.

이 지구상에 나의 감각적 영역을 공인해 줄 수 있는 서포터즈가 생긴 것이다.

이날 내가 느꼈던 성취감은 말로 표현하기 힘들 정도이다.

가슴이 부풀어 오르고 심장은 기뻐서 날뛴다. CST 작업이라고 하는 것이 겉으로 볼 때는 손만 대고 있다.

일반인들이나 전문가도 무엇을 하는지 외부에서는 알아보기 힘들다. 그래서 CST 전문가만이 CST 전문가를 평가할 수 있는 것이다. 몸의 중심에서 만들어 내는 미묘한 움직임을 감지하는 CST 작업은 전문가가 직접 모델이 되어 받아 보지 않고서는 평가가 불가능하다. 그런 평가를 통과했고 인정을 받았다는 것은 내게 큰 의미를 부여했다. 전문가로서의 확신과 나의 능력에 대한 신뢰 그리고 그간 내 눈앞에서 일어났던 두개천골계를 통한 치유의 기적을 내 스스로 시인하게 된 것이다.

끝이 없는 길을 걸어가고 있다.

나는 몸의 깊은 층에서 퍼져 나오는 위대한 바람을 몸으로 맞으며 나는 그 신비로운 세상에 황홀감을 느낀다.

내 몸 안에, 그대의 몸 안에 함유되어 있는 이 세상이 나와 하나가 될 때, 그대와 하나가 될 때, 우주와 하나가 될 때,

비로소 우리는 치유의 봉인을 풀 수 있다.

Content
02

VIDHI & KHAN CST

뇌를 살리는 치유 기술, CST

이것만은 알자!
가장 핵심적인
CST 기초 개념

우리 몸은 진흙 같다. 빚으면 빚는 대로 형태가 만들어진다. 잘못된 자세를 고정적으로 유지하면 그 형태대로 근육이 형성되고 형성된 근육에 맞게 뼈가 고정된다.

몸에 맞지 않는 책상에 오래 앉아 아이들의 허리가 굽고 척추가 틀어지고 있다는 뉴스는 우리 몸의 '진흙'과 같은 성질을 그대로 보여 준다. 영국의 한 신문에 이런 헤드라인이 실린 적이 있다.
"CST는 성형 수술인가? CST is plastic surgery?"

물론 CST는 성형 수술이 아니다. 그럼에도 불구하고 성형 수술에 버금가는 '아름다운 얼굴 형태'를 어떤 외과적 수술 없이 손의 터치로(CST 테크닉)만 이뤄내는 것에 영국인들은 깊이 매료되었다.

– '절대 美, 유연한 척추&균형 잡힌 얼굴!' 中

기적의 치유, CST는 무엇인가?

VIDHI&KHAN CST

What is CST?
CST 기초 개념! CST란 무엇인가?

Cranio 크라니오 _"두개골" Sacral 세크랄 _"천골" Therapy 테라피 _"요법 "
Cranio + Sacral + Therapy = '두개골천골 요법'

CST란 Craniosacral therapy의 이니셜을 딴 약자이다.

우리말로 풀이하면 '두개천골 요법'이 된다. 처음 듣는 이들은 '두개 천공 요법'으로 잘못 알아듣고 '두개골에 구멍을 뚫는 치유법'이냐고 진지하게 물어 그 놀라운 상상력에 손뼉을 치며 파안대소를 한 적이 많다. 손만을 사용하는 CST로는 절대로 두개골에 구멍을 낼 수 없으니 걱정하지 말라며 이름에서 느껴지는 두려움을 나는 이렇게 거둬낸다.

흥미로운 사실은, 인간의 의식에 공통적으로 심어 놓은 '메모리'처럼 우리는 '두개골' 또는 '뇌'라는 단어만 들어도 마치 듣지 말아야 할 것을 들은 것처럼 귀가 닫히고 막연히 '어렵고 복잡한 존재'로 인식하게 된다. 사실, 두개천골 요법이라고 명명된 것은 '인간의 두려움'을 뛰어넘어 실로 단순한 발상에서 시작되었다. CST에서 다스리는 두개천골계가 두개골과 천골 사이에 있다고 해서 간단하게 '두개천골 요법'이라고 붙여진 것!

곱상하지는 않지만 정직한 이름, '두개천골 요법'은 20세기 초 닥터 셔덜랜드가 창시한 '두개정골 요법'에서 시작되었다. 닥터 스틸이 창시한 '정골요법'에서 태동한 '두개정골 요법'은 1980년도에 닥터 업레저의 대대적인 연구 활동에 의해 의학적 증명과 함께 성공적인 임상사례로 보다 대중적인 '두개천골 요법'으로 자리매김을 한다.

닥터 스틸 정골 요법 → 닥터 셔덜랜드 두개정골 요법 → 닥터 업레저 두개천골 요법

반세기 만에 해부학의 거품이 빠지고 테크닉에 윤활유가 더해진 두개천골 요법은 손에 분포한 감각 수용체로 두개천골계의 타고난 생리적 운동성을 감지하고 평가하는 '초감각적 감지 기술'이다.

5g-구리 동전 하나 혹은 종이 한 장 무게(아마 상상하기 어려울 것이다)-의 부드러운 힘을 이용하여 두개천골계의 운동성을 교정하는 CST는 가장 자연스러우면서 가장 안전한 '뇌중심' 자연 요법으로 '뇌를 가장 잘 아는 친구'라 할 수 있다.

두개골의 미세한 운동성에서 시작한 CST는 이제 '뇌의 생리적 운동성'에 근접하며 MRI에도 나타나지 않는 뇌의 미세한 불편함을 감지할 수 있게 되었다.

셔덜랜드 박사의 직계 제자들에 의해 꾸준히 임상 연구된 '셔덜랜드 방식의 CST'는 '불안정한 뇌'에서 기인한 수많은 병증에 혁신적인 치유 효과를 일으키며 '뇌의 건강'을 통해 몸-마음-영혼의 건강을 이끌어 낸다.

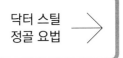

TIP
FOR
YOU

21세기가 CST를 부르는 이유!

지금 우리는 21세기를 살아가고 있다.
21세기는 고도로 발달된 문명사회뿐만 아니라
고도로 악화된 환경과 전자파 또한 함께 선물하고 있다.
21세기의 선물은 신경계를 과다하게 자극하여
'뇌'의 건강을 위협하는 '정크 푸드'와 같으며
CST는 정크 푸드의 독을 빼내고 정화시키는 '죽염'과 같다.
21세기의 인류가 반납한 '개운한 아침'은 CST의
부드러운 치유 기술을 통해 신경계가 안정되고 뇌가
편안해지면 맑은 공기와 좋은 먹을거리로 풍성했던
또 다른 시대의 "거뜬한 아침"으로 되돌아올 것이다.
"뇌"의 생리적 운동성을 직접 감지할 수 있는
CST 치유 기술은 21세기 인류에게 없어서는 안될
'빛'이며 '소금'이 될 것이다.

– Vidhi

CST의 특별한 치유 파워 7

CST의 특별한 치유 파워 1
시원한 뇌, 따뜻한 장

최고의 '브레인 캐어'란, 뇌가 기능할 수 있는 가장 좋은 환경을 제공하는 것!
뇌는 시원한 환경에서 최고의 기능을 발휘!

한의학에서 말하는 '수승화강'이란, 신장의 시원한 물 기운은 위로 올라가야 하고, 심장의 따뜻한 기운은 밑으로 내려가야 건강하다는 개념으로 뇌는 시원하고 장은 따뜻해야 건강하다는 말과 일맥상통한다.

2000년을 기점으로 21세기가 새롭게 출발한 시점에 우리 인류는 '수승화강'의 개념과는 정반대인 '뜨거운 뇌, 차가운 장'의 패턴으로 빠르게 변하고 있다.

뇌가 뜨거워지고 장이 차가워지는 주된 원인은,

- 첫째, 장시간의 실내 생활, 즉 운동 부족
- 둘째, 컴퓨터, 핸드폰, 각종 전자 제품의 상용으로 전자파에 과다 노출
- 셋째, 환경오염(공기 오염, 소음, 먹을거리의 오염)
- 넷째, 급변하는 사회 적응에 따른 육체적, 심리적 스트레스

하루 종일 나무에 붙어 잠만 자는 늘보보다 조금 더 부지런한 늘보인 우리는 좁은 공간에 앉아 최소한의 운동(숨쉬기, 눈동자 굴리기, 마우스 돌리기)만을 허용하다 보니, 혈액 순환과 체액의 이동에 큰 문제가 발생한다.

혈액은 많이 사용되는 곳에 배분되기 마련, 가만히 앉아 주로 눈을 많이 사용하고 머리를 쓰다 보니 자연스럽게 뇌 쪽으로 혈액이 쏠리게 된다.

반면, 움직이질 않으니 장이나 하체 쪽으로 혈액이 배분될 리 만무하다.

그래서 혈액의 배분은 많으나 순환이 제대로 되지 않는 '뇌'는 뜨거워지고 혈액의 배분이 모자라나 공급이 이루어지지 않는 '장'은 더 차가워지는 것이다.

CST는 '뜨거운 뇌, 차가운 장'의 패턴으로 발생하는 비정상적인 운동성을 교정하여 뇌내 혈액 순환을 돕고 뇌의 열을 해소시킨다.

열에 들떠 할 일을 제대로 못했던 뇌는 CST가 제공한 시원한 환경에서 '수승화강'이라는 제대로 된 건강 시스템을 갖추기 위해 앞으로도 한참 더 동분서주해야 할 것이다.

CST의 특별한 치유 파워 2
세상에서 가장 안전한 신경 안정제

손의 감각적 기술인 CST 테크닉은 약물의 화학적 부작용 없이
가장 안전하고 부드럽게 신경계를 안정!

신경 안정제를 수십 년간 복용해 왔던 내 고객이 병원에서 새로이 처방된 신경 안정제로 논쟁을 벌이다 담당 의사와 격한 감정 대립이 있었던 적이 있다.

약의 예상되는 부작용으로 내 고객이 겪게 될 고통은 물론 처방되는 신경 안정제가 결코 '치료약'이 아니라는 점에 대해 그는 몹시도 흥분했었다.

CST가 인체에 들어오는 모든 정보를 분석하고 처리하는 '뇌'의 운

동성을 평가할 수 있음을 상기해 보면, CST 전문가는 당연히 신경 안정제가 실제로 신경계에 미치는 영향을 '운동성'으로 평가할 수 있어야 할 것이다.

신경 안정제가 미치는 영향은 단기 복용과 장기 복용에 따라 신경계의 운동성이 약간 다르긴 하지만 공통된 특성을 보인다.

신경계가 지나치게 안정(?)되어 마치 무장 해제를 당한 '무기력한 군인' 같고 '뇌'는 신경 안정제와는 무관한 듯 여전히 불안정한 상태를 유지한다는 것!

신경 안정제가 '치료약'이 되기 어려운 주된 이유도 '뇌의 안정'이 실현되지 않기 때문인 것 같다.

CST는 뇌의 불안정한 운동성을 자연스럽게 교정하여 가장 빠르게 부작용 없이 신경계를 안정시킨다.

세상에서 가장 안전한 신경 안정제 CST!

약의 힘에 굴복했던 신경계의 자존심을 찾아 자연스럽게 유연성과 자율성을 회복시켜 준다.

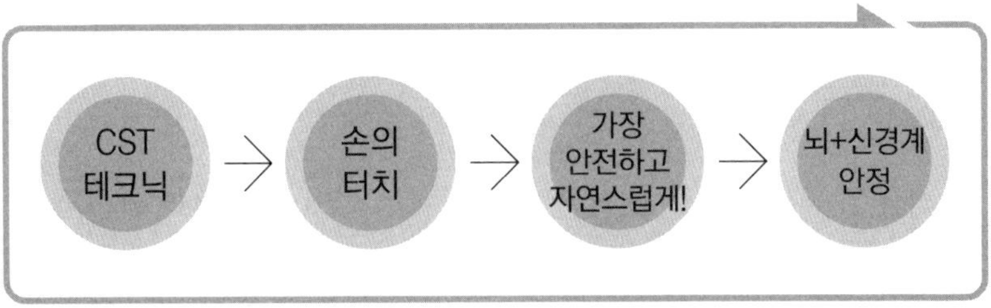

CST의 특별한 치유 파워 3

'세포 건강', CST가 보증서!

인체의 80% 물을 이동시키는 힘!
뇌척수액! 뇌척수액의 원활한 순환은 세포 단계의 건강을 실현!

인체의 약 80%는 물로 구성되어 있다.

인체 내 존재하는 물을 우리는, '체액((혈액, 임파액, 조직액, 방수액 기타) 이후 물이라 지칭)'이라 부르며 체액은 우리가 살아 있는 동안 끊임없이 이동하고 순환한다.

물의 역할은 순환을 통해 세포에게 영양분을 공급하고 신진대사로 발생하는 노폐물을 제거하는 것이다.

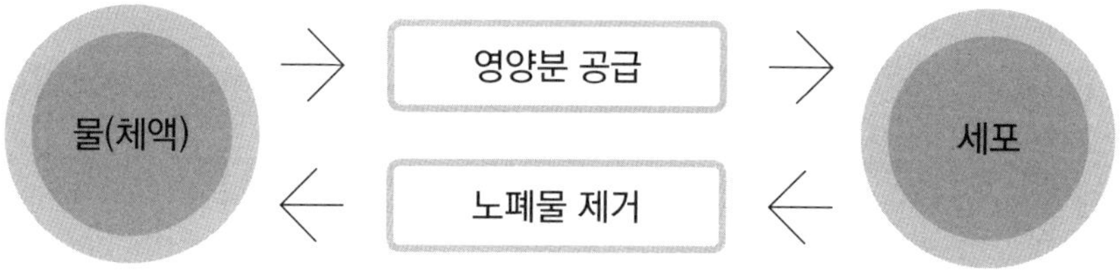

세포 차원의 건강은 몸 안의 물이 원활하게 순환될 때 실현될 수 있다.

세상이 온통 '몸에 좋다'는 건강식품과 약초로 인류의 '웰빙 라이프'에 부흥하고 있음에도 여전히 병마가 사라지지 않는 것은, 입안으로 들어가는 '식품'은 같으나 몸 안의 물 상태가 다르기 때문이다.

아무리 좋은 것을 먹어도 물이 제대로 순환되지 않으면 우리가 먹은 100년짜리 산삼도 무사히 세포에게 영양분으로 전달될 수 없다.

'고이는 물은 썩고 흐르는 물은 자정 능력'을 가지는 것처럼 우리 몸 안의 물도 자연의 이치를 그대로 따른다.

시원한 물의 순환으로 '건강'을 제대로 유지하기 위해 우리는 온몸의 물을 이동시키는 주된 물줄기 '뇌척수액의 순환'에 주목할 필요가 있다.

뇌와 척수를 담고 있는 조직액인 뇌척수액은 중추 신경계를 순환하며 인체 80%의 물을 이동시키고 순환시킨다.

뇌척수액이 시원하게 물결치며 중추 신경계를 제대로 순환할 때 인체의 모든 물들은 세포 사이사이를 이동하며 영양분을 공급하고 노폐물을 제거할 수 있다.

CST는 뇌척수액의 순환을 운동성으로 감지하여 순환을 방해하는 제한 지점이나 정체(울혈)를 해소시켜 살아 있는 물로서 파동 치게 한다.

건강한 몸

- 뇌척수액의 순환이 좋다.
- 체액 순환이 좋다.
- 혈액이 맑고 깨끗하다.
- 세포의 영양 공급이 잘된다.
- 물이 온몸에 골고루 배분
- 신진 대사가 잘된다.
- 온몸이 골고루 따뜻하다.
- 사고가 유연하고 긍정적!

↓

원활한 물의 순환으로 세포가 건강하며 건강한 두개천골 운동성이 나타난다.

← CST

건강하지 못한 몸

- 뇌척수액의 순환이 좋지 못하고 체액 순환이 원활하지 않다.
- 혈액이 탁하다.
- 세포의 영양 공급이 어렵다.
- 물이 부분 과잉, 부분 부족
- 신진 대사가 어렵다.
- 부분적으로 시리고 열난다.
- 사고가 편협적이고 부정적!

↓

원활하지 못한 물의 순환으로 세포 단계의 건강이 보장되지 않으며 비정상적인 두개천골 운동성이 나타난다.
CST 작업이 절대적으로 필요!

생명의 매질은 물이다.

지구의 생명체 가운데 물 없이 존재할 수 있는 것은 없다. 우리의 혈관 속에는 지구의 원시 바다가 고스란히 담겨 있다.

사람의 피는 30억 년 전, 생명이 처음 나타났을 때의 지구 바다와 염도가 거의 똑같다.

수많은 세대를 거치면서도, 생물은 자신이 처음 탄생했던 때의 환경을 충실히 재현해 온 것이다.

– 벤 보버의 저서 〈빛의 이야기〉에서 발췌

CST의 특별한 치유 파워 4

절대 美, 유연한 척추 & 균형 잡힌 얼굴

유연한 척추, 균형 잡힌 얼굴!
우리 몸은 진흙과 같다. 빚으면 빚는 대로 형태가 만들어진다.

우리 몸은 진흙 같다.

빚으면 빚는 대로 형태가 만들어진다.

잘못된 자세를 고정적으로 유지하면 그 형태대로 근육이 형성되고 형성된 근육에 맞게 뼈가 고정된다.

몸에 맞지 않는 책상에 오래 앉아 아이들의 허리가 굽고 척추가 틀어지고 있다는 뉴스는 우리 몸의 '진흙'과 같은 성질을 그대로 보여준다.

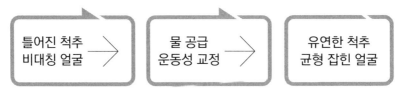

틀어진 척추
비대칭 얼굴 → 물 공급
운동성 교정 → 유연한 척추
균형 잡힌 얼굴

영국의 한 신문에 이런 헤드라인이 실린 적이 있다.

"CST는 성형 수술인가? CST is plastic surgery?"

물론 CST는 성형 수술이 아니다.

그럼에도 불구하고 성형 수술에 버금가는 ‘아름다운 얼굴 형태’를 어떤 외과적 수술 없이 손의 터치로(CST 테크닉)만 이뤄 내는 것에 영국인들은 깊이 매료되었다.

CST가 이러한 인상적인 성과를 거둘 수 있는 것은 몸 안의 물 성분을 조정할 수 있는 테크닉과 변이된 뼈의 운동성을 정상적으로 교정하는 테크닉 덕분이다.

진흙이 마르기 전에 물을 뿌려 주면 우리는 진흙을 다시 빚을 수 있다.

틀어진 척추뼈나 얼굴뼈가 더 굳기 전에 CST는 윤활유 같은 물 성분을 끌어들여 유들유들하게 만든 다음, 틀어진 구조 때문에 발생하는 비정상적인 운동성을 교정해 준다.

그러면 우리는 어렵지 않게 몸의 형태를 다시 빚을 수 있다.

물론, 몸의 잘못된 구조가 얼마나 오래되었느냐에 따라 교정의 속도는 다를 수 있다. 이미 마른 진흙은 물을 뿌려도 다시 빚을 수 없지만 살아 있는 인간의 몸은 물이 마르지 않는다.

물은 곧 ‘생명’이기 때문이다.

구조가 기능을 만들고, 기능이 구조를 만든다.

오랫동안 고심하며 이해하려고 할 때는 절대로 이해되지 않는다.

어느 날, 마음을 놓아 버리고 무심히 있을 때 문득 고개가 끄덕여지며 '이해'라는 것이 온 것을 알아차리게 된다.

"구조가 기능을 만들고, 기능이 구조를 만든다"라는 개념은 내게 그렇게 '이해'로 다가왔다.

CST를 배우시는 다양한 바디워커들 중 '카이로프락틱' 전공자들이 제법 많다.

카이로프락틱 전공자는 아니더라도 요즘 우리 수강생들의 건강에 관한 지식과 경험은 전공자들을 빰칠 정도로 수준이 높다.

해서 CST 강의 중에 '카이로프락틱과 CST'의 차이점에 대해 설명을 해 달라는 요청이 잦은데, 아시다시피 나의 전공이 카이로프락틱이 아님에도 불구하고, 카이로프락틱 전문가들로부터의 세션과 조언 등을 근거로 '기초 코스'에서 어김없이 찾아온 질문에 그 차이점을 이렇게 설명해 주었다.

"카이로프락틱은 잘못된 구조를 교정하여 정상적인 기능을 되찾는 치유 기술이라면, CST는 비정상적인 기능을 교정하여 정상적인 구조를 되찾는 치유 기술이라 할 수 있죠. 다시 말해, 카이로프락틱의 치유 기술이 주로 '구조 교정(근육, 뼈 교정)'에 사용된다면, CST의 치유 기술은 '기능 교정(운동성 교정)'에 사용됩니다."

생각이란 말을 하면서 정리된다고 하였던가...

"구조가 기능을 만들고, 기능이 구조를 만든다"라는 원리가 수강생들의 잦은 질문에 의해 저절로 깨쳐지는 순간이었다.

혼자서 빙그레 웃으면서 고개를 끄덕이는데 마치 고오타마 붓다의 제자 수보티의 웃음 같았다.

한쪽 손으로 먹을 지속해서 갈고 붓을 쓴 사람은 한쪽으로 근육이 과다하게 경직되어 기울어진 몸의 구조가 만들어진다.

기울어진 몸의 구조에서는 비정상적인 기능, 비정상적인 운동성이 나타난다.

CST는 비정상적인 운동성을 교정하여 개선된 기능을 통해 기울어진 구조를 교정한다.

원리란 그렇게 무심히 깨쳐지는 것이다.

CST의 특별한 치유 파워 5

잠 잘 자는 '뇌'가 건강하다!

뇌간을 제외한 '뇌'가 잠을 잘 자야 우리 인체는 '뇌의 잠'을 통해 '재충전'된다.
CST는 뇌에게 깊은 숙면과 휴식을...

잠을 아무리 많이 자도 아침에 일어나면 피곤하고 물에 빠진 솜뭉치마냥 무겁기만 하다.

머리가 멍하고 피곤이 가시지 않아 일에 집중을 못해 짜증이 심하게 나면 당신은 지금 '뇌'가 깊은 잠을 자지 못해 발생하는 '뇌 만성 피로 증후군'일 수 있다.

뇌가 숙면을 취하지 못해 발생하는 '뇌 만성 피로 증후군'의 특징은, 일정 기간을 일하지 않고 쉬어도 육체는 쉬나 뇌는 쉬지 않으며 자는 시간을 늘려도 육체는 잠을 자나 뇌는 잠을 자지 않고 좋은 음식을 먹어도 소화하기 힘든 상태가 된다.

숙면이란 뇌의 일부를 제외한 나머지 뇌가 잠을 잘 자는 상태를 말하며 우리는 뇌의 잠을 통해 다음 날에 사용할 에너지를 재충전하게 된다.

지속적인 과로와 스트레스는 뇌를 과다하게 흥분 또는 활성화시키는 요인이 되는데 이것을 제때 풀어 주지 못하면 뇌의 흥분된 상태가 지속된다.

놀이동산에서 신나게 뛰어 노는 아이에게 이제 잘 시간이니 자라고 하면 잠을 자겠는가.

흥분된 뇌도 마찬가지이다.

신나게 뛰어 노는 아이마냥 흥분된 뇌가 몸의 시계가 밤이니 잘 시간이라고 알려 주어도 쉽게 잠들지 못한다.

CST는 뇌의 불안정한 생리적 운동성을 교정하여 안정시켜 주고 깊은 이완 상태를 통해 스스로 흥분된 상태를 진정시킬 수 있는 힘을 붙여 준다.

뇌가 잠을 잘 자야 전 인류가 건강하다!

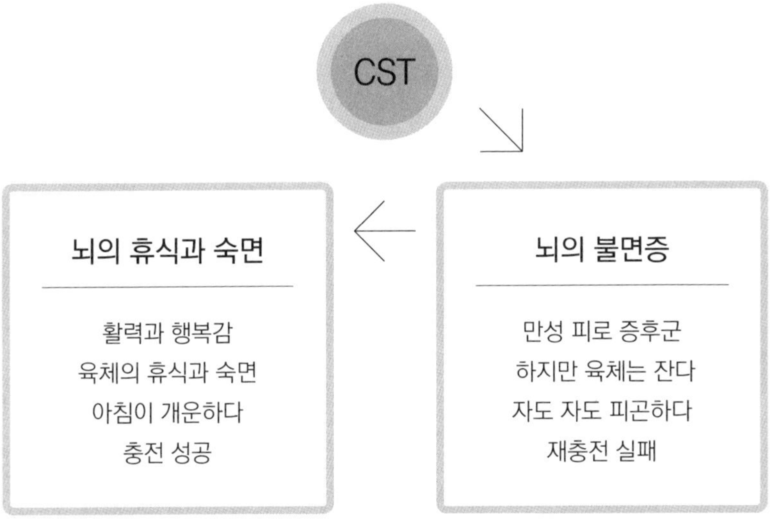

CST의 특별한 치유 파워 6

좋은 성격 & 편안한 마음! 다시 찾은 '나'

세포는 기억 상실증이 없다. 기억나지 않는 쇼크를 해소하기 위해
CST는 세포에게 묻는다. 그리고 해소한다. 가장 근원적 치유!

우리는 3단계를 거쳐 생물학적, 심리적 패턴이 형성된다.

1 STAGE	2 STAGE	3 STAGE
출생 전	출생 후~만 5세	만 5세 이후

물론 말을 하기 시작하면서 생물학적, 심리적 패턴이 완성되지만 언어를 사용하기 이전부터 몸의 세포는 모든 경험을 기억하고 각인한다. CST는 현재 시점에서 전혀 기억할 수 없는 '충격적인 경험'- 특히, 겸자 출생 - 으로 인해 고통받고 있는 몸과 마음을 몸의 기억을 통해 해소시킨다.

이것을 우리는 '인체 심리 요법'이라 부르며, 성인뿐만 아니라 신생아, 유, 소아의 불안한 심리와 정신 상태를 안정시키는데 아주 적합하다.

특별히 내가 관심을 가지는 분야는 '겸자 출생으로 인한 출생 트라우마'이다. 겸자를 이용해 출산할 정도면 상황의 심각성은 말을 하지

않아도 잘 알 수 있을 것이다. 드라마틱한 출산 과정과 겸자로 인한 강압적 출산 경험은 신생아의 세포에 그대로 각인되어 성인이 된 후에도 출생 당시의 불안정한 심리와 불편했던 몸 상태를 나타내며 정신적 안정까지 위협받는다. 같은 겸자 출산을 해도 드러나는 불편함에 차이가 있는데 그것은 아마도 출생 후 환경의 차이에서 발생하는 것 같다. 충격적 경험이 각인된 세포는 비정상적인 생리적 기능으로 비정상적인 운동성을 나타낸다. CST는 비정상적인 운동성을 안정시키고 이완시켜 스스로 충격적 경험을 떨쳐 버릴 수 있도록 도와준다. 다음, 충격적인 경험이 있기 이전의 원래 '나'로 다시 돌아간다. 좋은 성격이 나타나고 마음이 편안해지면서 '자신의 삶'을 경영하게 된다.

CST의 특별한 치유 파워 7

행복한 임신과 건강한 태아

CST는 태아 때부터! 임산부의 스트레스는 태아에게
6배의 영향을 미친다. 건강한 태아는 행복한 모체가 만든다.

CST는 임산부와 태아 모두에게 권장되는 가장 안전한 '자연 요법'이다. 임신 기간 중 엄마에게 생길 수 있는 일, 스트레스, 격앙된 감정, 충격 등을 자연스럽게 해소시켜 주고 골반을 이완시키고 균형 잡아 편안한 분만으로 이끌어 준다. 임신 중에 발생하는 엄마의 지속적인 스트레스는 태아의 정서에 지대한 영향을 미칠 수 있다. 해서 우리의 조상은 '태교'를 강조하며 예쁜 것만 보고, 좋은 소리만 듣고, 아름다운 말만 할 것이며 나쁜 것은 피하고 놀라는 일을 삼가라 했다. 임산부의 스트레스와 '화'는 혈액 속 아드레날린 수치를 높이게 되고 혈관을 통해 엄마의 격앙된 아드레날린이 태아에게 전달되면 태아의 근육이 자주 긴장되면서 '태동'이 발생한다.

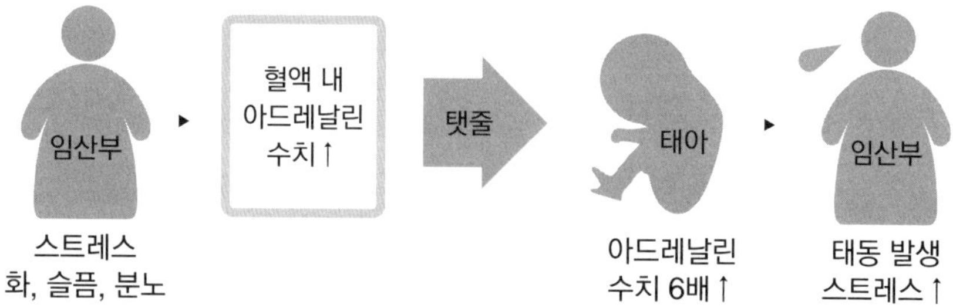

임산부가 지속적인 스트레스(고부 갈등, 남편과의 관계, 금전 문제, 과도한 노동 등)에 놓이면 태아의 교감 신경계가 과다하게 활성화되어 "투쟁&도망"이라는 행동 패턴을 보이게 된다.

이 패턴은 출생 후 아이에게, 과잉 행동, 자폐증, 주의력 결핍, 학습 장애, 발달 장애, 아토피, 천식으로 나타난다.

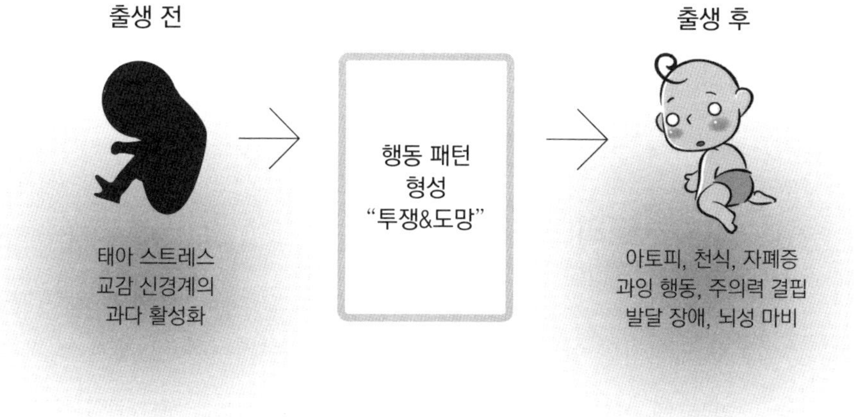

CST는 엄마의 신경계를 안정시켜 과다하게 활성화된 태아의 교감 신경계를 안정시킨다.

태동이 많이 느껴질 때 '아이가 잘 노는구나'라는 편안한 생각과 더불어 '혹시 필요한 것이 있는지, 불편한 점은 없는지' 살펴보는 것도 좋은 태교법이 될 것이다.

안정되고 편안한 태내 환경만큼 태아에게 좋은 선물이 있을까.

CST는 행복한 임신과 건강한 태아를 위한 최고의 선물이 될 것이다.

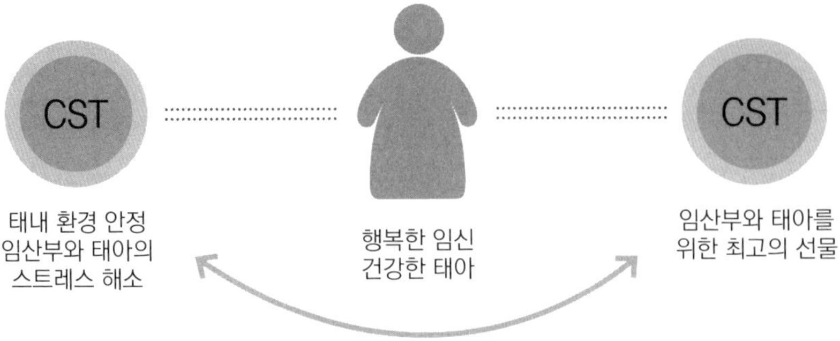

구름 엄마 스토리! ”

“태동이 느껴지면 아이가 불편하다고 신호하는 거니까 잘 챙겨 보세요~”라는 내 이단적 발언에 임신 7개월에 접어들었는데도 태동이 느껴지지 않아 내심 걱정하던 구름 엄마가 짐짓 놀란다.

아이가 발길질을 하면 ‘아이가 잘 놀고 있는 것’이라고 친정 엄마가 분명 말했거늘 “태동은 아이가 불편하다는 신호”라는 것이 웬 말인가… 석연치 않은 얼굴 표정이 채 가시기도 전에 약속이 있다며 서둘러 아카데미를 나가는 구름 엄마…

다음 세션 때 구름 엄마가 들고 온 재미나는 이야기는 그녀의 고정된 ‘태동’에 대한 관념을 완전히 바꾸어 놓았다.

"선생님 말처럼 태동은 애가 불편할 때 하나 봐요."

은은한 웃음을 얼굴 가득 띠며 구름 엄마가 다음 이야기를 전개할 때까지 인내심을 가지고 기다렸다. 설거지를 한다고 싱크대에 서 있는데 임신 7개월의 무게가 좀 버거운가, 자연스레 싱크대에 기대면서 배를 눌렀던 모양이다.

구름 엄마의 아이는 주로 배의 오른쪽 공간을 선호하여 늘 그곳을 놀이터로 삼고 있는데 구름 엄마가 그 놀이터를 서서히 압박해 갔던 게다.

갑자기 아이가 엄마의 심장이 펄쩍 뛸 정도로 발로 빵빵 차는 것이 아닌가...

구름 엄마의 뇌리에 내가 했던 말이 스쳐 지나가며 싱크대를 누르고 있던 몸을 얼른 세우니 그제야 자신의 욕구가 충족이라도 된 듯 발길질을 멈추더라는 것이다.

구름 엄마의 이야기는 여기서 그치지 않았다. 예정일이 되었는데도 출산의 기미가 보이지 않자 구름 엄마는 무심결에 자신의 배를 바라보며 이렇게 중얼거렸다고 한다.

"얘, 엄마가 참 속상하다. 네가 예정일에 나와 줘야 엄마가 계획한 일을 할 수 있는데 말야..."

말이 떨어지자마자 아이가 엄마에게 항의라도 하는 듯 심하게 태동을 보였다고 한다.

깜짝 놀란 구름 엄마…

"아니야, 엄마 괜찮아… 네가 나오고 싶을 때 나와도 돼."

배를 어루만지며 다정하게 속삭이니 금세 태동이 잠잠해져 구름 엄마, 말 한마디도 조심할 수밖에! 아이와의 깊은 교감 덕분에 '태교'가 저절로 되었다는 구름 엄마는 이목구비가 뚜렷한 여아를 출산하여 아이 기르는 맛에 푹 빠져 있다.

아이가 보여 주는 모든 움직임은 언어이며 표현이다!

CST 베이비 보고서!"

CST 베이비란 임신해서 출생할 때까지 CST 세션을 지속적으로 받은 '특별한 아이'들을 말한다.

2009년 현재 CST 베이비 10호가 엄마 배 속에서 세션을 받고 있다. CST 베이비에 대한 내 관심이 집중적으로 포격된 근원을 들어가 보면, 수년간의 임상적 경험이 불균형의 근본 뿌리가 '태아 시절의 건강'에 있다는 것을 알려 주었기 때문이다. 성인이 된 이후에 원인을 명확히 알 수 없는 불안증, 과민성, 신경성 등은 유전적 요인 외에도

'태내 환경의 불안'이 주된 요인이었음을 많은 임상 사례는 말해 주었다. 게다가 아이들의 자폐증상이나 발달 장애, 과잉 행동, 천식, 아토피 등도 기질적 요인 외에도 '과다한 스트레스에 노출된 태내 환경'으로 인해 '자율 신경계의 경직성'이 이미 배 속에서 발생하여 출생 후 표출된 형태였다. 그렇다면 출생 후 건강의 열쇠는 바로 '태내 환경'이 아닌가...

내 관심의 표적이 된 '태내 환경의 안정'이 바로 CST 베이비들을 통해 현실화되었다.

CST 베이비들을 출생 후 1년 이상 지켜보면서 공통된 특징 몇 가지를 발견하게 되었다.

첫째, 언어 습득이 빨라 말이 빠르다는 소리를 듣는다.

둘째, *인지 능력이 뛰어나 영재 소리를 듣는다.*

셋째, *소리에 예민하다.*

넷째, *기호 식품 콩.*

TIP
FOR
YOU

8개월 먼저 태어난 CST 베이비 1호 민수를 보면서 우리는 2호 현수의 발달 과정을 훤하게 꿰찬다. 빠른 언어 습득 능력에 할머니, 아버지의 사랑을 독차지하고도 모자라 앞집 형보다 말을 잘해 부러움을 한꺼번에 사고 있는 현수도 민수 형아의 궤도를 개성을 가지며 그려 가고 있다. 아이들은 커 갈수록 비슷비슷해질 것이다. 태내 환경의 안정을 통해 아이들이 성장하면서 후천적 환경에 유연성을 가지고 적응, 대처할 수 있는 건강의 열쇠는 바로 'CST 베이비'!

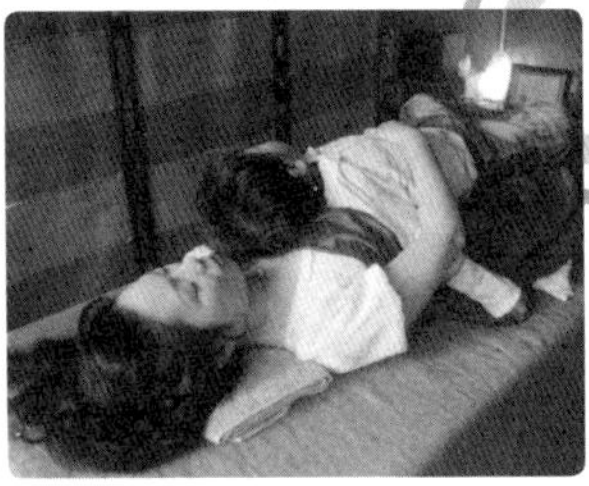

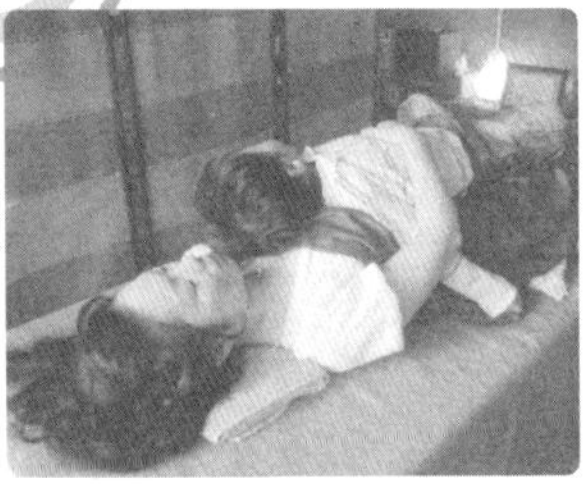

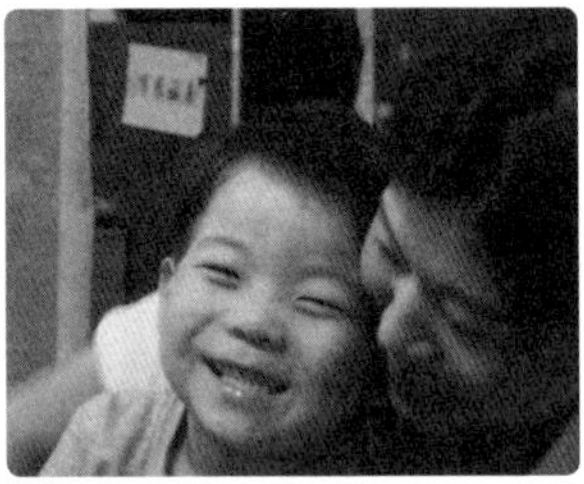

Craniosacral system **'뇌의 편안한 집', 두개천골계**

VIDHI&KHAN CST

가장 기초적이고 핵심적인 CST 기초 개념 '두개천골계'란 무엇인가?

두개천골계는 태아 형성 때부터 죽음에 이르기까지 뇌와 척수의 기능적 효능과 성장 그리고 발달을 위해 내부 환경을 제공한다. –〈두개골 치료법〉 발췌 ”

닥터 업레저가 정의한 두개천골계를 좀 더 편안한 시야로 바라보면, '뇌가 편안하게 쉬면서 열심히, 건강하게 일할 수 있는 아늑한 공간'이다.

즉, 두개천골계는 주거 겸용 오피스텔인 '뇌의 집'인 셈이다.

"생명과 건강"을 관장하는 중앙 관리처인 뇌가 업무를 제대로 수행하기 위해서는 집처럼 편안하고 사무실처럼 편리한 기능을 갖추어야 하는데, 두개천골계는 '뇌'에게 쉴 수 있는 안식처이며 최고의 기능을 발휘할 수 있는 효율적인 공간을 제공한다.

'뇌의 집'을 구성하고 있는 핵심 멤버를 소개하자면,

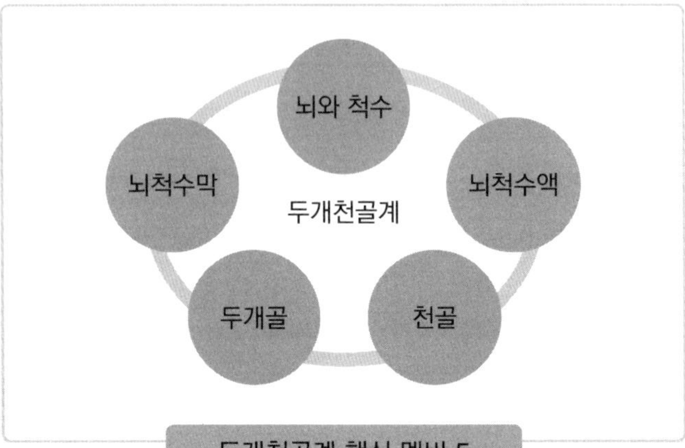

두개천골계 핵심 멤버 5

두개천골계를 구성하는 이들 핵심 멤버는 뇌와 척수를 둘러싸고 감싸 주며 빈틈없이 보호해 준다.

인체 정중앙에 위치한 두개천골계는 위치적 특성상 인체의 '중심선' 역할을 하며 순환계, 혈관계, 면역계, 신경근골격계, 비뇨기계, 내분비계의 형성과 기능에 '구심점' 역할을 하게 된다.

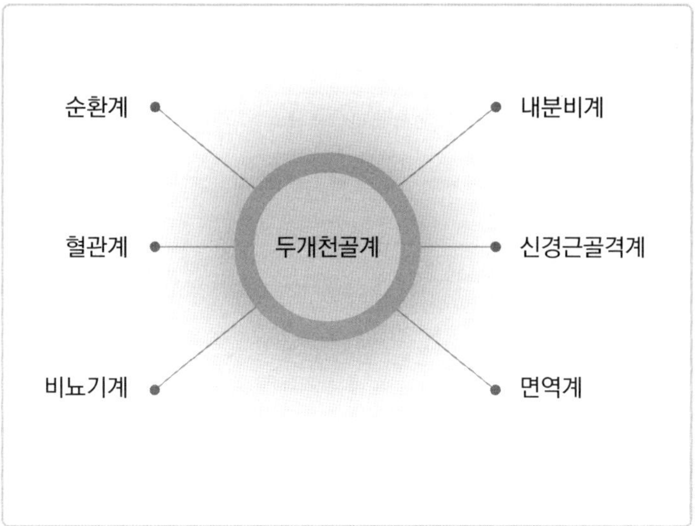

두개천골계가 '올챙이' 같다고 표현한 닥터 서덜랜드의 재밌는 시각에 나는 투구를 쓴 '전사 올챙이'의 모습을 덧붙여 본다. 온갖 스트레스가 난무하는 21세기에 인체의 중심에 당당히 서서 '뇌의 안위'를 보필하는 두개천골계로서는 '전사'의 모습이 어쩌면 당연한 모습이 아닐까.

두개천골계 핵심 멤버 1 _ 뇌와 척수 Brain&Spinal cord

신의 약국, 뇌

심리학자 로버트 온스틴과 내과의 다비드 소벨이 주장한 뇌의 존재 목적은 인간의 "건강과 생명 유지!"

››› 뇌의 특징

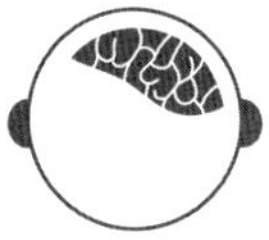

· 부드러운 젤라틴과 같은 소재

· 무게 1200g~1600g

· 콜리플라워 형태의 뇌 그리고 줄기인 척수

· 체내 최고의 분비물 화학 공장

· 신경 전달 물질을 포함 100가지의 화학 물질 생성

· 정보 수집, 처리 그리고 실행에 옮기는 특별한 능력

››› 신의 약국, 뇌!

뇌의 존재 목적은 '인간의 건강과 생명 유지'에 있다고 주장한 심리학자 로버트 온스틴과 내과의 다비드 소벨의 주장처럼 뇌는 어떤 질병도 이겨 낼 수 있는 '치유 묘약'을 만들어 내는 공장과 같다.

닥터 스틸은 이러한 뇌의 특별한 능력을 '신의 약국 God's drug store'이라 부르며, "뇌는, 신의 지혜로 여겨지는 인간의 행복과 건강을 위해 필요한 모든 양질의 약뿐만 아니라 윤활유, 마취, 산 등이 상비되어 있는 신의 약국"이라고 표현했다. 빠르게 변화하는 사회와 오염된 환경, 다양한 생각과 감정에 인체 생리적 환경이 조화롭게 균형 잡을 수 있도록 '뇌'는 '치유 묘약' 공장을 쉼 없이 돌린다.

우리 몸 안에 필요할 때 언제든지 꺼내 쓸 수 있도록 상비된 '신의 약국' CST는 신의 약국에서 가장 적합한 약을 처방하는 '최고의 처방전'이다.

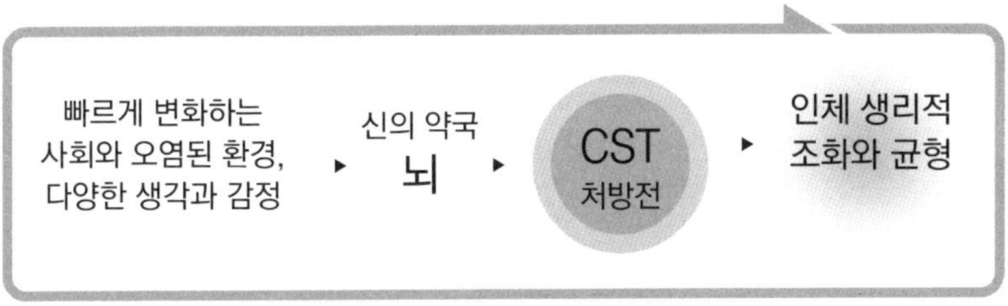

››› 뇌를 웃게 하자!

"생각만 해도 열 받네~~~"

이미 지난 일임에도 불구하고 그 당시의 일을 생각만 해도 열을 받는 당신!

'생각'만으로도 당시의 '분노'를 그대로 재현시키는 마술 같은 힘은 무엇일까?

마술의 힘은 바로 뇌 안에 있다.

뇌 중앙에 위치한 대뇌변연계는 우리가 생각하고 느끼는 것을 심리적 언어로 해독하여 생리적 변화가 일어나도록 바꾸어 준다.

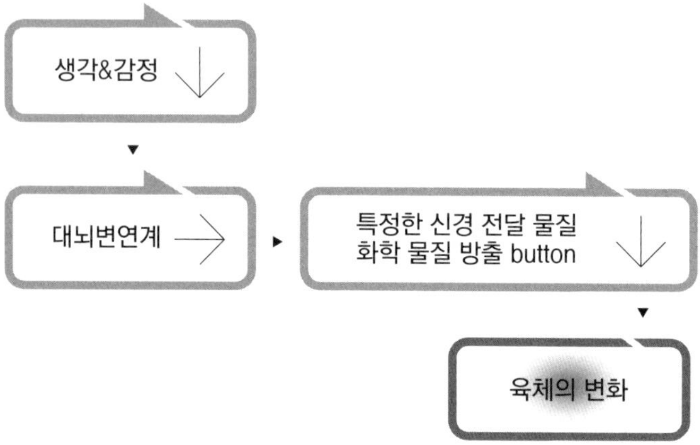

사랑하는 연인의 어깨에 얼굴을 살포시 기댄 장밋빛 감도는 여인의 얼굴에는 '사랑'의 감정이 만들어 낸 호르몬과 화학 물질로 아름다움이 빛난다.

반대로 누군가를 미워하고 증오하는 이들의 심술궂은 얼굴에는 '미움과 증오'의 감정이 빚어내는 해로운 화학 물질로 스스로 '독'기를 품게 된다.

스탠리 케러만은 특정 심리 상태가 뇌의 구조에 미치는 영향에 대해 재미있는 연구 결과를 발표했다.

공포는 뇌를 억제하고,
분노는 뇌를 과다하게 흥분하게 만들며,
슬픔은 뇌를 수축시키고,
애정 결핍은 뇌를 딱딱하게 만든다.

위의 도표처럼 공포, 분노, 슬픔 혹은 애정 결핍과 같은 특정한 심리적, 정신적 상태는 뇌의 구조를 병적 상태로 변화시키고 이것이 습관화가 되면 마음으로 인해 뇌가 병들게 된다.

마음에서 기인한 '병적 뇌 구조의 매너리즘'은 불면증, 소화 불량, 근육통, 과민성, 신경질, 노이로제 등 원인이 명확치 않은 기능 장애를 일으키기도 한다.

심리요법이 '마음을 통해 몸을 치유'하는 것이라면 CST는 '몸을 통해 마음'을 치유하는 기술이다.

깊은 시름에 잠겨 딱딱해지고 쪼그라든 뇌에게 편안하고 안정된 환경을 만들어 주는 CST는 깊은 휴식을 통해 뇌를 재충전시킨다.

신선한 기운으로 재충전된 뇌가 환하게 웃을 때 우리의 건강도 함께 웃는다!

두개천골계 핵심 멤버 2 _ 뇌척수액 CSF

생명력을 담은 빛의 액체 : 뇌척수액

1.2kg~1.6kg에 달하는 뇌의 무게가 50g 정도로 가볍게 느껴지는 이유는 뇌가 뇌척수액에 떠 있기 때문!

››› 뇌의 다이어트 비법, 뇌척수액!

뇌의 무게는 여성과 남성을 통틀어 대략 1200g~1600g 정도다.

살아가면서 한 번이라도 '뇌의 무게'를 실감한 적이 있는가?

"뇌가 무거워서 목뼈로 지탱하기가 너무 힘들어요"라며 자신의 뇌 무게를 버거워 하는 사람을 쉽게 찾을 수 없다.

그 이유는 우리 몸이 인지하는 뇌의 무게는 단지 50g 정도다.

물 위에서 힘을 뺀 상태에서 하늘을 보고 누워 있으면 우리는 중력의 법칙에서 벗어나 물 위에 가볍게 둥둥 떠 있을 수 있다.

뇌척수액에 떠 있는 뇌도 마찬가지다.

1.2kg~1.6kg의 무게를 가볍게 50g으로 줄이는 뇌만의 다이어트 비법, 바로 뇌척수액이 비법!

››› 뇌척수액, 그것이 알고 싶다!

중추 신경계의 순수한 조직액

성인 평균 140ml

하루에 500ml 생성

재흡수를 통해 항상 적정 수준의 뇌척수액의 양을 유지

뇌강의 상호연관계인 뇌실에서 생성

뇌척수액의 성분 : 글루코스, 아미노산, 호르몬, 비타민, 활성전자, 단백질, 포도당, 비교적 다량의 염분 함유

뇌척수액의 중요한 기능은 "중추 신경계의 보호, 영양분 공급 그리고 노폐물 제거"이다.

뇌 안으로 유입된 혈액에서 만들어지는 뇌척수액은 중추 신경계의 건강에 가장 밀착된 요소로서 '뇌의 건강'을 책임지는 근원이라 할 수 있다.

››› 요추 천자를 통한 뇌막염 진단

투명하면서 약간 노란색을 띄는 뇌척수액은 병원에서 뇌막염 혹은 중추 신경계의 감염이 의심될 때 '요추 천자(lumbar puncture)'를 통해 주사기로 뽑아낸다.

요추 천자로 추출된 뇌척수액은 뇌척수액의 압력과 성분 분석으로 병증을 진단하게 된다.

뇌막염이 발생한 경우 뇌척수액은 맑은 빛깔을 띠는 것이 아니라 뿌연 빛깔을 띠며 박테리아와 증가된 백혈구가 발견된다.

뇌척수액에서 적혈구가 발견되면 뇌내 혹은 척수막내 출혈을 의심하게 된다.

맑고 투명한 뇌척수액은 곧 뇌와 척수의 건강을 대변한다.

››› 빛의 액체, 뇌척수액

이런 일은 CST 세션 중에 그리 어렵지 않게 일어난다.

고객이 눈을 감고 있음에도 불구하고 마치 사방이 환한 것처럼 눈이 부시다고 말할 때가 있다.

심지어는 적당한 조명과 커튼으로 빛이 조정된 세션 룸에 갑자기 불이라도 켜진 것처럼 눈꺼풀이 빛에 반응하듯 잦은 깜빡거림을 보이다 호기심을 이기지 못해 갑자기 눈을 뜬다.

빛이 어디서 들어오나 궁금해서 여기저기를 눈동자가 회전 운동을 보이며 탐색을 해 보아도 외부에서 들어오는 빛은 어디에도 없다.

빛은 고객 내부에 있었다.

닥터 서덜랜드가 표현한 '빛의 액체, 뇌척수액'은 CST 세션 중, 깊은 이완 상태를 통해 고객이 스스로 보게 되는 자신의 빛이라 할 수 있다.

뇌척수액의 성분 중에 '활성 전자'가 있어 그것이 순환하면서 발생하는 전자기적 현상은 아닐까, 조심스레 추측해 본다.

그럼에도 불구하고, CST 전문가는 고객이 한 번쯤은 경험할 법한 '내면의 빛'에 접속했을 때 그것을 미스터리한 사건(?)으로 포장할 것이 아니라 뇌척수액이 가진 특질 중의 하나임을 명확히 설명할 필요가 있다.

두개천골계 핵심 멤버 3 _ 뇌척수막 RTM

뇌는 3겹의 옷을 입고 있다

닥터 셔덜랜드가 명명한 '상호 긴장막 구조'는 뇌의 모양을 보정해 주고 유지시켜 주는 "뇌 전용 코르셋"이다.

매년 인도에서 개최되는 CST 트레이닝에는 몸을 이용한 다양한 엑서사이즈와 크레파스, 도화지, 풀, 노끈, 가위, 찰흙 등으로 참가자가 직접 만들고 그려 보면서 인체의 구조를 익혀 나가는 프로그램이 있다.

'상호 긴장막 구조'를 처음 접한 것도 도화지 위에 펼쳐진 '추상화' 같은 그림을 잘라서 두 겹으로 접고 풀로 붙여서 완성하면서부터인데, 이런 신기한 형태가 우리 머릿속에 있었구나 싶은 게 지금까지도 깊은 인상으로 남아 있다.

낫 모양의 단단한 막이 우리 뇌를 좌우, 위아래로 나누고 있다는 것만으로도 매력적인 '상호 긴장막 구조'를 우리는 단순하게 '뇌척수막'이라고 부르고자 한다.

››› 뇌의 옷은 3겹!

뇌와 척수를 멋지게 감싸고 있는 뇌의 옷, '뇌척수막'은 3겹이다.

유막, 지주막, 경막으로 이루어진 뇌의 옷은 입혀진 순서에 따라 역할도 달라진다.

뇌의 속옷이라 할 수 있는 유막(Pia mater)은 뇌회를 타고 마치 랩처럼 뇌의 가장 내부에 붙어 있으며, 풍부한 혈관 형성으로 뇌와 척수에 혈액을 공급한다.

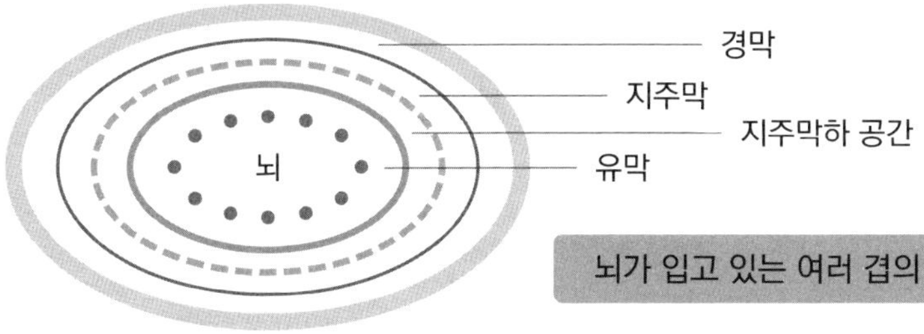

뇌가 입고 있는 여러 겹의 옷

유막 바깥쪽으로는 얇고 섬세한 지주막(arachnoid mater)이 형성되어 있다. 지주막과 유막 사이에는 보온이 좋은 에어메리처럼 뇌척수액으로 가득 찬 튜브 같은 특별한 공간, '지주막하 공간'이 존재한다.

이 공간은 뇌에게 물침대와 같은 역할을 하며 충격 흡수는 물론 뇌척수액의 순환을 통해 영양분 공급과 노폐물을 제거한다.
혈관이 거미줄처럼 형성되어 있다고 해서 '거미막'이라고도 부른다.
뇌의 외투라고 할 수 있는 가장 바깥층의 경막(dura mater)!
상호 긴장막은 바로 이 경막으로만 이루어진 구조라고 할 수 있다.

거칠고 비탄력적이며 두 겹으로 이루어진 경막은 Dura: 강하다 mater: 엄마라는 어원처럼 뇌의 가장 외층에서 '강한 엄마'답게 뇌를 보호한다.

두개천골계 핵심 멤버 4 _ 두개골 Cranio

뇌 전용 헬멧, 두개골

머리뼈 8개와 얼굴뼈 14개로 이루어진 두개골은 뇌를 보호하는 가장 단단한 외부 구조이며 동시에 뇌를 담는 그릇이다.

두개골을 처음 대하는 사람들의 첫 번째 반응은 짐짓 놀라며 무서워하는 것!

입술을 상실한 앙 다문 이가 항상 스마일을 하고 있어도 우리의 뇌리에는 그 누구도 억지로 심어 주지 않은 '두개골에 대한 선입견'이 있다.

그 선입견을 잠시 옆으로 밀어 두고 하나의 거대한 뼈로 이루어져 있을 거라고 몇 십 년을 믿어 왔던 당신의 머리뼈가 도대체 몇 개로 이루어져 있는지 살짝 들여다보기로 하자.

두개골을 구성하는 머리뼈와 얼굴뼈를 합해 보면 무려 22개나 된다.

8개의 머리뼈와 14개의 얼굴뼈, 나열해 보면 다음과 같다.

머리뼈 8개	얼굴뼈 14개
· 전두골 1개	· 상악골 2개
· 두정골 2개	· 하악골 1개
· 측두골 2개	· 서골 1개
· 후두골 1개	· 구개골 2개
· 접형골 1개	· 누골 2개
· 사골 1개	· 하비갑개 2개
	· 관골 2개
	· 비골 2개

››› 두개골에 지진이 났다!

우리가 흔히 '해골'이라고 부르는 무시무시한 두개골을 조금만 더 자세히 들여다보면 머리뼈 위로 지진이라도 난 것처럼 일정한 지역에 지그재그나 혹은 물결 모양으로 바느질을 한 듯한 흉터(?)를 발견하게 된다.

이 흉터를 우리는 '봉합(suture)'이라 부르며 독립된 두개골들이 서로 이웃하는 방식이다.

봉합의 형태에 따라 허용되는 뼈의 운동성이 달라질 수 있는데 재미있는 사실은 그 어떤 봉합도 같은 디자인을 가지고 있지 않다는 점이다.

두개천골계 핵심 멤버 5 _ 천골 Sacrum

건강의 대들보 : 천골

우리는 흔히 골반은 "장골-천골-치골" 3개의 뼈로 구성되어 있다고 말한다.
골반의 핵심은 천골이며 천골이 똑바로 서야 골반이 바르다!

››› 엉덩이 계곡에 감추어진 건강 대들보

우리는 천골이라는 단어보다 '골반'이라는 단어에 더 익숙하다.

일상적으로 "골반이 틀어졌다"라는 표현을 자주 쓰는데 좀 더 자세히 살펴보면 골반은 3개의 뼈로 이루어진 거대한 뼈 구조다.

두개천골계에는 골반을 구성하는 3개의 뼈 중 척추의 일부인 천골만이 해당되며 골반이 틀어졌다는 것은 곧 '천골의 변이'를 의미하기도 한다.

5개의 뼈가 하나로 융합된 천골 바로 아래에는 꼬리뼈가 부착되어 "천미골 복합체"를 이룬다.

즉 꼬리뼈와 천골을 따로 보지 않고 하나라고 생각하면 된다.

척추 가장 밑에 위치하고 있는 역삼각형 모양의 천골은 복숭아 굴곡 같은 엉덩이의 계곡 위쪽에 위치한다.

위치적 특성상 CST 전문가가 천골 작업 시 반드시 거쳐야 할 관문이 바로 엉덩인데 신성한 CST 세션 도중 천골 작업을 위해 엉덩이에 손을 접촉하고 있던 내게 고객이 던진 말 한마디는 향후 CST 세션에 큰 영향을 주었다.

"선생님.... 왜, 제 엉덩이에 손대세요???"

천골이 무엇인지 천골이 어디에 있는지 잘 알지 못하는 일반인들에게 자칫 미묘한 오해(?)를 불러일으킬 수 있는 천골 작업을 위해 전문가는 세션 전에 반드시 알려야 한다.

"천골 작업 시 엉덩이에 접촉할 수 있습니다!"

고객이 편안해야 CST 세션이 더 효과적이다.

››› 천골 신경

뼈에 형성된 구멍은 신경이나 혈관이 통과하는 통로 역할을 하기 마련이다.

천골에는 양쪽에 4개의 구멍이 형성되어 있다. 이 구멍을 통해 다리 근육 운동을 관장하는 '좌골 신경'은 물론 '생식, 배설'에 관련된 천골 신경이 통과한다. 좌골 신경통은 천골의 부적절한 위치-한쪽으로 틀어졌거나 비정상적인 굴곡 형태-로 좌골 신경이 눌릴 때 발생한다. 물론 천골 운동성 교정을 통해 미세하게 변이된 천골을 바로잡으면 '좌골 신경통'을 해소할 수 있다. 천골은 심리적 상태와도 직접적으로 연결되어 있으며 주로 '접지감(grounding)'을 상징한다. 하체의 기운이 떨어지고 순환이 원활하지 않으면 '접지감'을 상실할 수 있어 쉽게 불안해질 수도 있다. 정상적인 천골의 기능은 하체 순환을 원활하게 해 주고 심리 상태를 안정시켜 준다.

두개천골계의 뭔가 특별함"

something special in craniosacral system.

››› CST, 건강한 사치!

"자연이 건강한 사치"라는 광고의 카피처럼 우리 몸에는 자연 요법의 명품이라 할 수 있는 CST가 "건강한 사치"이다.

부드러운 터치와 깊은 이완 상태를 통해 인체에서 최적의 '자연 치유력'을 이끌어 내는 CST는 인간의 몸에 가장 잘 들어맞는 '자연 친화력'을 지니고 있다.

무당도 아닌데 손만 대면 과거의 앓았던 병들은 물론 심리적 상태까지 꿰뚫어 CST를 잘 이해하지 못하는 고객들에게 호사스런 '초능력자'로 보이는 CST는 두개천골계에서 발생하는 미세한 운동성의 특질을 통해 '몸-마음-정신'에 관한 다양한 '건강 정보'를 받아들인다.

두개천골계만이 가진 특별한 재능 혹은 특별한 매력에 대해 여러분의 흥미가 집중된다면 신비롭게만 보이는 CST의 치유 메커니즘이 보다 쉽게 이해될 수 있을 것이다.

두개천골계에는 뭔가 특별한 게 있다

VIDHI&KHAN CST

매일매일 충전하는 에너자이저! Craniosacral system

내 몸 안의 밧데리

> 내 자신이 바로 전기 충전기임에 감사해야 한다. 전기는 체내에서 에너지를 생성시키거나 산소를 배분하는데 사용되며 또한 '원기'를 생성한다. – Dr.A.T.STILL

게리 머니가 만화로 묘사한 '신경계'를 보면 우리 모습이 마치 중추 신경계에서 빠져나간 수천만 가닥의 신경 전선으로 움직이는 '기계' 같다.

여유롭게 담배를 피우며 걸어가고 있는 만화 속 인간으로부터 영화 '바이센테니얼 맨'에서 나오는 감성적인 '인공 지능 로봇'의 영감을 얻지 않았나 하는 재미있는 상상을 해 보는데, 우리 몸은 게리의 상상처럼 중추 신경계를 빠져나온 신경 전선으로 움직이는 거대한 기계와 같다.

인체라는 거대한 기계를 움직이기 위해 필요한 것은 신경 전선에 공급될 '전기 에너지' 우리 몸속에는 닥터 스틸이 표현한 전기 충전기이자 천연 배터리인 두개천골계가 있다.

두개천골계는 마치 로봇 등 뒤에 장착된 배터리처럼 갈아 끼우지 않아도 언제나 충전이 가능한 '자동 재충전 배터리(automatic recharging battery)'이며, 인간이 살아 있는 동안 신경 전선에 언제나 풍요로운 '전기 에너지'를 공급해 준다.

아무리 기능이 좋은 오디오도 플러그를 꽂지 않았거나 제대로 연결되지 않으면 좋은 소리를 낼 수 없다.

우리 인체도 건강한 기능의 장기와 근육, 뼈 구조를 가졌다고 해도 그것을 움직이는 신경 전선과 '전기 에너지' 공급에 문제가 생기면 MP3는 물론 디지털 카메라까지 부착된 최신형이지만 배터리가 방전되어 사용할 수 없는 '핸드폰'처럼 된다.

건강한 장기들이 '건강한 기능'을 수행하기 위해 두개천골계가 공급하는 전기 에너지는 절대 필수!

내 몸 안에 자동 재충전 배터리!

바로 생명력의 원천!

숨겨진 아가미의 비밀 & 뇌호흡과 CST 비교하기

태아는 아가미로 숨을 쉰다

양수로 가득 찬 엄마의 배 속에서 태아를 숨 쉬게 하는 아가미는
뇌와 척수에서 시작해서 두개천골계라는 든든한 시스템으로 평생 동안 퇴화되지 않는 아가미 역할을 한다.

CST 트레이닝 중에 나는 항상 이 질문을 느닷없이 던져 놓고 눈동자를 굴리며 대답에 골몰하는 수강생들의 분주한 모습을 즐긴다.

"엄마 배 속에 있을 때 태아는 어떻게 숨을 쉴까요? 자궁 안에는 양수로 가득 차 있습니다. 그런데도 태아는 그 안에서 입까지 벌리고 웃지 않습니까? 태아는 물고기처럼 아가미가 있는 걸까요?"

태아의 폐는 출생 후 기능하며 태내에서는 기능이 정지되어 있다. 가끔 태식 호흡을 하지 않느냐라는 답변이 나오는데 '태식 호흡'이란 태반에서 공급된 혈액에서 산소를 공급받아 숨을 쉬는 형태를 말한다.

하지만 태반이 임신 3개월 때부터 기능하다고 생각하면 과연 태아가 3개월 전에는 어떻게 숨을 쉴 수 있을까?

바로 '뇌'로 숨을 쉰다.

더 나아가 '두개천골계'로 숨을 쉰다.

여기서 말하는 숨 또는 호흡이란 '공기' 호흡을 뜻하는 것이 아니라 '생명을 유지하기 위한 리드믹컬한 운동성'을 뜻한다.

다시 말해 공기를 호흡하는 것이 아니라 '생명을 호흡'한다고 이해하면 되겠다.

정자와 난자가 만나 수정된 후 가장 먼저 만드는 기관이 바로 '뇌'이다.

뇌는 폐가 기능하지 않는 임신 기간 내내 그리고 출생 후 '수축-확장' 운동을 통해 인체의 모든 세포가 스스로 생명을 호흡할 수 있도록 리드 한다.

이러한 뇌의 '생명 호흡(Breath of life)'을 닥터 셔덜랜드는 인체에서 가장 먼저 발생한 호흡이라 해서 '첫 번째 호흡 메커니즘'이라고 이름 붙였다.

심장 박동이나 폐호흡은 뇌의 생명 호흡 다음이니 당연히 '두 번째 호흡 메커니즘'이 될 것이다.

양수로 가득 찬 엄마의 배 속에서 태아를 숨 쉬게 하는 아가미는 뇌와 척수에서 시작해서 두개천골계라는 든든한 시스템으로 발달하여 평생 동안 퇴화되지 않는 아가미 역할을 한다.

TIP FOR YOU

잠깐!
여기서 꼭 짚고 넘어가야 할 것!

Q. CST와 뇌호흡은 같은 것인가요?

전혀 다르다.
뇌호흡은 수련 과정의 하나로 뇌에 의식을 집중해서 '뇌를 깨우는 작업'이라면 CST는 뇌의 미세한 생리적인 운동성을 감지하는 작업이다.
호흡이라는 단어가 혼란을 가져올 수 있는데 CST에서 말하는 '뇌의 생명 호흡'은 '뇌를 의식하는 작업'이 아니라 호흡 같은 뇌의 수축-확장 운동성을 말한다.
그러므로 CST에서 언급되는 '뇌의 생명 호흡'을 수련 단체에서 행하는 의식 수련의 하나인 '뇌호흡'과는 구분해야 한다.
그리고 뇌의 생명 호흡은 우리가 집중한다고 해서 의식되는 메커니즘이 아니며 손의 접촉을 통해서만 감지가 된다!

- Vidhi

뇌의 시작,

우리는 배아에서부터 이야기를 시작해야만 한다.

정자와 수정된 난자는 하루가 안되어 두 개의 세포로 분열한다. 그리고 이틀 후에는 구형의 64개 세포로 분열한다. 그리고 난관을 따라 이동해 자궁벽에 착상한다. 이제 그 공 모양의 세포는 속이 텅 빈 구체로 바뀐다. 세포들이 두 개의 외층으로 편평해지는 것이다.

수정 후 3주가 지나면 이 두 개의 층이 3개가 된다. 중간층은 외층 세포들에서 작용하는 물질을 방출해 외층 세포의 운명을 결정한다. 이제 외층 세포들은 뉴런이나 신경 세포가 되는 것이다. 외층 세포는 말아 올려져 관이 된다. 그리고 한쪽 끝은 뇌가 되고 다른 쪽 끝은 척수로 발전하기 시작한다.

– 〈Brain story〉에서 발췌

에너지 소화 기관 Craniosacral system

氣, 잘 소화해야 내 것!

기氣, 키KI 또는 에너지, 그리고 프라나! 부르는 방식은 달라도 소화하는 방식은 하나! 인체에 존재하는 "에너지 소화 기관", 두개천골계! 에너지도 소화가 잘돼야 내 것!

건강에 관심 있는 사람이라면 누구나 한 번쯤은 기치료를 받은 적이 있거나 혹은 관심을 가진 적이 있을 것이다.

게다가 요즘에는 '기치료'라는 단어가 생소하지 않을 정도로 보편화되었다.

기치료의 효과가 시술자는 같아도(다른 모든 치유 기술이 그러하듯) 받는 사람마다 다를 수 있는데 그 이유는 받는 사람마다 기능이 다른 "에너지 소화 기관"을 가졌기 때문이다.

음식을 먹으면 소화하고 흡수하는 장기가 있다.

에너지도 마찬가지이다.

우리 인체에 존재하는 '에너지 소화 기관'은 두개천골계다.

두개천골계는 외부에서 들어오는 모든 '에너지(빛의 형태)'를 흡수하여 현재의 몸 상태에 맞게 소화한다.

소화기의 기능이 좋아야 건강한 음식을 제대로 소화, 흡수할 수 있는 것처럼 두개천골계가 건강해야 외부에서 들어오는 좋은 에너지를 내 것으로 소화할 수 있다.

필요 없는 것은 배변이나 소변으로 빠져나가는 것처럼 몸에 맞지 않거나 혹은 불필요한 에너지는 몸 밖으로 다시 배설하게 되는데, 이때 두개천골계의 기능이 원활하지 않으면 변비처럼 에너지 정체 현상이 발생하기도 한다.

에너지 정체 혹은 막힘 현상은 인체의 생리적 기능을 방해할 수 있으나 편안한 마음과 휴식이 이것을 해소하는데 도움이 될 것이다.

대자연으로부터 혹은 우주의 드넓은 공간으로부터 혹은 사랑의 마음에서 기인한 정성 어린 에너지를 나의 일부로 제대로 소화하기 위해서 무엇보다 두개천골계의 정상적인 기능이 우선이다.

두개천골계가 건강하면 우리 인체는 어떤 공간에서건 밝고 환한 빛에너지를 흡수할 수 있다.

우리 자체가 바로 빛이며 그 빛은 두개천골계를 통해 우리의 일부가 된다.

››› 데바 스토리

나는 수련인임에도 불구하고 '기감'이라는 것에 별로 흥미를 느끼지 못한다.

또 기감이라고 하는 것은 CST를 행함에 있어 방해가 될 뿐 도움이 되진 않는다.

사정이 그렇다 보니 몸에 터치를 해도 '에너지'라는 것에 전혀 접촉이 되지 않았던 것이 다반사였는데 그날따라 그녀의 몸은 두개천골계에서 에너지를 어떻게 흡수하고 배설하는지를 명확히 드러냈다.

Mid-tide 단계에서 뇌척수액의 순환을 바라보고 있는데 뇌척수액 바로 위로 아주 진득한(?) 약간 두터워 보이는 다른 뭔가가 느껴졌다. 마치 뇌척수액 위로 구름이 덮여 있는 것 같았는데 순간 그것이 '기'라는 직감이 왔다. 보통 때와 달리 그녀의 뇌척수액 운동성은 마치 그 '기'와 하나가 된 것처럼 정상적인 속도로 정체 현상 없이 순환하는 기이한 현상을 보여 주었는데, 뇌척수액 위에 있던 두터운 구름 같은 '기'는 5일 정도 세션을 했을 때 거의 50%가 사라졌고 7일째 되는 날엔 완전히 소멸되어 더 이상 두개천골계에 감지되지 않았다.

물론 그녀의 두개천골계는 예전처럼 다소 느리고 정체 구간을 명확히 드러내고 있었다. 이런 흥미로운 현상을 그녀에게 설명하는 동안 그녀 또한 기치료의 효과가 자신의 몸에 미친 영향에 대해 많은 이해를 하는 듯했다.

신기하다며 장난기 어린 눈길을 주고받던 그녀의 얼굴이 몹시도 그립다!

건강한 마음의 경영 법칙 Craniosacral system

내 생각대로 이루어지리라

당신은 숲 속을 기분 좋게 산책하다 우연히 풀 사이로 얼룩 끈을 보게 된다. "뱀이다"라고 생각하는 순간 심장이 뛰고 입안이 바삭바삭 마르고 호흡이 거칠어진다. '얼룩 끈'이라는 것을 알기 전까지 당신은 불안하다. '뱀'이라는 생각만으로도 당신은 스스로 공포 상태에 빠질 수 있다. 그것은 왜일까?

생각하는 능력은 인간만이 구축할 수 있는 특별한 영역, 발칙한 상상 허무맹랑한 공상 누구도 알아보지 못하는 추상화 자신에게만 보이고 들리는 환청과 환시(신의 목소리, 영감 등을 받을 때)를 만들었다. 이 독특한 영역은 삶을 보다 풍요롭게 만들 뿐만 아니라 예상치 못하는 기발한 일들을 통해 인간에게 많은 배움과 즐거움을 준다. 다른 동물들과 달리 인간은 유난히 '따분함'을 많이 느끼고 '변화'를 즐기며 '지속적인 자극'을 원하는 것 같다. 그런 속성이 필요에 의한 '뇌의 진화'를 촉진하지 않았을까.

베르나르 베르베르가 쓴 '상대적이고 절대적인 지식의 백과사전'에는 상상만으로 어처구니없는 죽음을 맞이한 영국 선원 이야기가 나온다. 가동되지도 않은 냉동 컨테이너에 갇힌 상인은 자신이 얼어 죽고 있다는 상상만으로 결국 죽음을 맞이하였는데 그렇다면 누가 이 선원을 죽게 한 것일까? 바로 '뇌'가 범인이다.

상상 혹은 생각은 뇌에게 가장 직접적인 자극이며 정보가 된다. "냉동고에 갇혔다"라는 생각의 정보가 뇌에 전달되면 뇌는 그 정보에 입각하여 신경계와의 긴밀한 동조(두개천골계의 공헌임에 틀림이 없는)를 통해 체온을 떨어뜨리고 동상이 걸리게 만들며 결국 심한 스트레스에 의해 심장을 멎게 만든다. 좋은 생각, 행복한 생각, 멋진 상상, 신나는 상상은 공포와 불안을 이길 수 있는 가장 파워풀한 "생각의 힘"이며 두개천골계는 이 힘을 육체에 그대로 실현시킨다. 당신이 마음먹은 대로 '건강한 삶'을 영위하고 싶다면, 그 어떤 스트레스 속에서도 즐거운 상상과 유머를 꿈꿀 수 있어야 한다. 그러면 생각대로 이루어지리라! 여러분의 이해를 돕기 위해 〈상대적이고 절대적인 지식의 백과사전〉에서 발췌한 이야기를 아래에 소개한다. 이 실화는 "생각의 힘"이 인간을 어떤 방식으로 지배하는지 잘 보여 주고 있으며 또한 그 파워 뒤에 두개천골계가 존재함을 대변해 주고 있다. 생각은 두개천골계를 통해 현실화된다.

＊＊

인간의 생각은 무슨 일이든 이루어 낼 수 있는 힘을 가지고 있다.

1950년대에 있었던 일이다. 영국의 컨테이너 운반선 한 척이 화물을 양륙하기 위하여 스코틀랜드의 한 항구에 닻을 내렸다. 포르투갈 산産 마디라 포도주를 운반하는 배였다. 한 선원이 모든 짐이 다 부려졌는지를 확인하려고 어떤 냉동 컨테이너 안으로 들어갔다.

그때 그가 안에 있는 것을 모르는 다른 선원이 밖에서 냉동실 문을 닫아 버렸다. 안에 갇힌 선원은 있는 힘을 다해서 벽을 두드렸지만 아무도 그 소리를 듣지 못했고 배는 포르투갈을 향해 다시 떠났다. 냉동실 안에 식량은 충분히 있었다. 그러나 선원은 자기가 오래 버티지 못할 것을 알고 있었다. 그래도 그는 힘을 내어 쇳조각 하나를 들고 냉동실 벽 위에 자기가 겪은 고난의 이야기를 시간별로 날짜별로 새겨 나갔다. 그는 죽음의 고통을 꼼꼼하게 기록했다. 냉기가 코와 손가락과 발가락을 꽁꽁 얼리고 몸을 마비시키는 과정을 적었고, 찬 공기에 언 부위가 견딜 수 없이 따끔거리는 상처로 변해 가는 과정을 묘사했으며, 자기의 온몸이 조금씩 굳어지면서 하나의 얼음 덩어리로 변해 가는 과정을 기록했다.

배가 리스본에 닻을 내렸을 때, 냉동 컨테이너의 문을 연 선장은 죽어 있는 선원을 발견했다. 선장은 벽에 꼼꼼하게 새겨 놓은 고통의 일기를 읽었다. 그러나 정작 놀라운 것은 그게 아니었다. 선장은 컨테이너 안의 온도를 재어 보았다. 온도계는 섭씨 19도를 가리키고 있었다. 그곳은 화물이 들어 있지 않았기 때문에 스코틀랜드에서 돌아오는 항해 동안 냉동 장치가 내내 작동하고 있지 않았다.

그 선원은 단지 자기가 춥다고 생각했기 때문에 죽었다.

그는 자기 혼자만의 상상 때문에 죽은 것이다.

– 〈상대적이고 절대적인 지식의 백과사전〉에서 발췌

삼바빌라 스토리 Craniosacral system

7겹의 에너지 옷, 고정핀이 필요해

오라 사진, 오라 리딩. 오라를 볼 수 있는 오라시視 능력자들...
인체를 둘러싸고 있는 7층의 오라는 인간의 생명 현상에 직결되어 있으며
한 인간의 역사가 기록된 리코더와 같다.

››› 오라, AURA 또는 오로라…

자신만의 독특한 개성을 강하게 어필하기 위해 나이키사는 "나만의 오로라"라는 카피로 모델 주변에 수채 물감을 풀어 놓은 듯한 신비로운 분위기의 광고를 선보인 바 있다.

오라는 인체를 둘러싸고 있는 7층의 에너지 필드로서 바바라 안 브렌넌이 쓴 저서 〈치유의 손Hand of light〉에 광대한 오라 연구가 기록되어 있다.

몇 년도였는지 자세히 기억나지 않지만 1995년 겨울이었던 것 같다. 인도에서 개최된 "심리 데라피스트 트레이닝"에서 나는, 빛이 차단된 약한 조명 아래 오라시 능력자의 리더에 따라 "오라 보기 연습"을 한 적이 있다. 양팔을 앞으로 쭉 뻗고 펼쳐진 양손 사이를 초점을 맞추지 않은 채 부드럽게 바라보고 있으면 양손을 감싸고 있는 깃털 같은 에너지 옷이 보였다.

약간 뿌연 형태의 구름송이 같은 에너지가 손 전체를 장갑처럼 감싸고 있는 모습이 신기한지 여기저기서 감탄이 터져 나오기도 했는데, 우리 몸은 비단 희뿌연 구름송이뿐만 아니라 무지개 빛깔의 다양한 오라 층으로 감싸고 있다.

7층의 오라 구조설은 J.C 맥스웰(James Clerk Maxwell 1831-1879)이 주장한 전자기장(Electro-magnetic field/EMF)의 개념과 크게 달라 보이지는 않는다.

인체를 둘러싸고 있는 7층의 오라장 또는 전자기장은 인간의 생명현상에 직결되어 있으며 몸-마음-심리-감정-정신-영혼 전반에 걸쳐 상호 영향을 미친다.

그렇다면 여기서 우리는 이런 질문을 던져 볼 수 있다.

이 에너지 옷들은 어떤 방식으로 우리의 육체와 연결되어 있는 것일까? 눈에 보이지도 않는 구름 같은 에너지 옷들이 바람이 불면 어디로 날아가 버리는 것이 아니라 항상 우리 몸에 그림자처럼 붙어 우리를 감싸고 있으니 분명 어딘가에 연결 고리가 있는 것이 아닐까.

그 연결 고리가 바로 '두개천골계'다!

두개천골계는 마치 에너지 옷을 육체에 연결시켜 주는 고정핀처럼 인체의 가장 중심에 꽂혀 무형의 에너지체를 고정시켜 준다.

CST는 이러한 두개천골계의 특징을 살려 7층의 오라장 또는 전자기장 개념보다 한 단계 업그레이드된 새로운 차원의 개념을 창조했다.

그것이 바로 "바이오스피어(Biosphere)"이다.

오라 리딩을 통해 오라를 닦아 내고 빛내는 치유 기술이 있는가 하면 CST는 가장 물질적인 고정핀, 두개천골계를 교정하고 안정시킴으로써 오라장을 튼튼하게 만들어 준다.

밖에서 안으로... 안에서 밖으로....

››› 삼바빌라 스토리

인도 푸나에는 장소의 특성상 오라를 보는 특별한 눈을 가진 이들이 꽤 많았다.

그중 하나가 마 삼바빌라다.

그녀는 플라워엣센스를 전문으로 하는 데라피스트였는데 우연히 접한 플라워엣센스를 통해 나는 자연이 선물한 그녀의 능력을 경험하는 행운을 얻었다.

거칠어 보이는 검은 긴 머리카락을 항상 총총 따고 다니는 계산 빠른 이 이스라엘 여인은 마치 채널링을 하듯 나무와 꽃들을 접하며 대화를 하는데, 독이 많은 꽃을 선별하는 방식이 과연 채널러이자 오라 능력자다웠다.

밝은 빛에 이끌려 가 보면 약재로 사용할 수 있는 꽃들을 발견하는데 독이 많은 계절에는 꽃들이 이렇게 알려 준다고 한다.

"지금 제 몸에는 독이 많으니 피하세요..."

플라워엣센스 전문가로서 탄탄한 이론적 지식과 임상적 경험뿐만 아니라 그녀를 이끄는 주된 가이드는 언제나 직관이었다.

그녀가 내게 이끌렸던 것도 동양에서 온 작은 여인에서 발하는 강한 에너지 때문이었다고 한다.

인도에 있을 당시만 해도 나는 영혼이 아주 맑은 인간이었나 보다.

어찌되었건 오라 덕분에 맺은 인연으로 나는 플라워엣센스 리딩을 위해 친한 친구들을 삼바빌라에게 소개하였는데, 그녀는 직관과 통찰력으로 오라를 자연스럽게 읽어 내었고 흐트러졌거나 끊어진 오라가 있을 때 적합한 플라워엣센스를 손이 지적하는 대로 집어 에너지 치유를 행하였다.

그 모든 작업을 통역하며 지켜보는 동안 문득 책에서 읽었던 중세시대의 마녀가 떠올랐다.

마녀와 약초 그리고 삼바빌라....

어쩌면 그녀는 생을 초월한 타고난 마녀일지도 모르겠다.

인도에 갈 때면 한결같은 모습으로 나를 반기는 그녀, 머리를 딴 여인!

VIDHI&KHAN CST

“뇌의 언어”를 듣는 법!

How To Listen BRAIN Language!

날마다 나는, 나를 찾는 고객의 육체를 통해
뇌의 언어를 읽는다.
뇌의 주된 언어는 “생명과 건강”에 관한 것이다.
마치 점자나 모스 부호처럼 읽는 법을 배우지 않고서는
아무나 해독할 수 없는 코드처럼 뇌의 언어 또한 읽는
방법을 익혀야만 뜻을 이해할 수 있다.
점자는 종이 위에 볼록하게 튀어나온 점들의
조합으로 언어를 표현하고 있고 모스 부호는
단발음의 수많은 조합으로 언어가 된다.
뇌의 언어는 두 가지 운동성의 조합으로 표현된다.

점자는 눈으로 읽는 것이 아니라 손으로 읽는다.

뇌의 언어 또한 손으로 읽어야 한다.

수축-확장, 두 가지 운동성을 손으로 감지하여

"뇌의 언어"를 해독해 보면, 현대 의학에서 설명이

불가능한 인간 가장 내부의 "생명과 건강" 상태를

들을 수 있다.

그냥 보면 하얀 종이밖에 보이지 않는 점자가 손으로

만져질 때 언어가 되고 아름다운 연인들의 시가 되며 생명의

소중함을 알려 주는 편지가 되듯,

뇌의 언어 또한 손으로 육체를 접촉하지 않고서는

들리지 않는 언어다.

육체에 손이 접촉이 될 때 비로소 뇌의 언어는

'건강과 생명에 관한' 파란만장한 이야기를

내게 들려줄 수 있다.

How To Listen BRAIN Language!

뇌의 언어, 손으로 듣는다.

뇌의 언어는 비단 '인간'만의 고유 언어가 아니다. 모든 척추동물, 영장류, 개과 고양이과에서도 뇌의 언어는 손으로 감지된다. 통상 두 가지 운동성으로 표현되는 뇌의 언어는 "두개천골 운동성"으로 공식 명명되었다.

이제 막 유치원에 들어간 유아들에게 안전 개념을 가르치기 위해 선생님들이 제일 먼저 알려 주는 것이 바로 횡단보도 건너기일 게다.

"빨간 불이 켜지면 건너지 말고 그 자리에 서서 기다리세요. 파란 불이 켜지면 그때 한 팔을 머리 위로 번쩍 들어 여러분이 지나가는 것을 운전자들이 잘 볼 수 있도록 걸어갑니다! 여러분 알겠지요!!!"

병아리 같은 유아들의 '네~' 함성이 들리는 것만 같다.

신호라는 것은 편리한 '대화 도구'이다. 구구절절이 말하지 않아도 정해진 신호만 보고도 우리는 '이제 건너가도 된다.' '지금은 기다려야 된다'라는 것을 알 수 있다. 뇌는 두 가지 신호로 '생명과 건강'에 대한 대화를 한다. 바로 수축-확장 운동성이다.

신호등이 사용하는 신호가 '색깔'이라면, 뇌가 사용하는 신호는 '운동성'인 셈이다.

이 운동성은 뇌가 기능하기 위해 저절로 일어나는 생리적 운동성으로 너무나 미세해서 우리 눈으로는 전혀 식별되지 않는다. 뇌의 언어를 듣기 위해 우리가 손을 사용하는 것도 눈의 감각계가 포착하지 못하는 영역을 손의 감각 세포는 캐치할 수 있기 때문이다. 두 가지 운동성의 신호로 '건강'에 대해 말하는 뇌의 언어를 CST에서는 공식적으로 '두개천골 운동성'이라 부른다. 닥터 셔덜랜드는 뇌의 언어 혹은 뇌의 미세하지만 리드믹컬한 생리적 운동성을 '최초의 호흡 운동성'이라 불렀다.

뇌의 언어는 신호등만큼 단순하지 않다. 두 가지 신호만으로도 백팔 가지 인간의 번뇌를 표현할 수 있을 만큼 섬세하고 다양하며 또한 복잡하다. 뇌의 언어를 제대로 듣기 위해서는 무엇보다 '손의 감각'을 깨우는 것이 필요하다.

››› 왜 손인가?

그 이유는 '운동성'을 감지하고 '위치'를 추적하는 감각 세포 즉, 자기 수용체가 손바닥에 가장 많이 분포하기 때문이다. 뇌가 수용하는 많은 감각 정보는 '눈' 다음으로 '손'이다. 상황에 따라 우리는 더 많은 정보를 눈보다 손을 통해 받아들인다.

상영 시간보다 늦게 영화관에 도착했다고 상상해 보자.

상영관 안에 들어서자마자 마주하게 되는 칠흑 같은 어둠, 눈의 감각이 잠시 '포즈(pause)' 상태가 되는 동안 당신의 움직임 또한 멈춘다. 다음, 당신은 앞으로 나아가기 위해 손으로 휘저으며 주위 공간 인식을 시도하고 벽을 찾으면 더듬으며 앞으로 나아간다.

눈으로 뭔가를 볼 수 없을 때 우리는 누가 가르쳐 주지 않아도 자연스럽게 '손'을 사용한다.

손에 '눈'이라도 달린 것처럼 눈에 보이지 않는 곳에 물건이 떨어졌을 때도 손으로 더듬어서 찾아 집어낸다.

두개천골 운동성은 눈이 볼 수 없는 '깜깜한 영화관'과 같다.

손을 육체에 접촉하면 손바닥에 풍부하게 분포된 '감각 수용체'들이 눈이 볼 수 없는 '운동성'과 운동성이 발생하는 '위치'를 추적한다.

손이 캐치한 감각 정보는 바로 우리의 뇌로 전달되고 우리는 그것을 '뇌의 언어'로 읽어 뇌와의 대화를 시작할 수 있다.

TIP
FOR
YOU

잠깐!
여기서 꼭 집고 넘어가야 할 것!

Q. 손을 대지 않고도 CST가 가능한가요?

가능하지 않다.

CST를 하기 위한 첫 번째 조건은 손의 접촉이다.

뇌의 언어, 두개천골 운동성은 육체에 접촉이 되어야만 감지가 가능한 물질적인 운동성이다.

간혹 손을 대지 않고도 운동성을 감지할 수 있다는 이들이 있는데 감지뿐만 아니라 운동성을 교정할 때 우리는 5g이라는 미세한 압박을 사용해야 한다.

그것은 손을 접촉하지 않고서는 불가능하다.

5g은 손을 접촉하지 않고 의지나 마음만으로 사용할 수 있는 에너지적 단위가 아니다.

손을 접촉하지 않고서 CST를 행하는 이들은 각별히 경계할 필요가 있겠다.

– Vidhi

All about CSM

뇌 언어에 관한 모든 것!

뇌의 언어, 두개천골 운동성에 대한 다양한 정보를 질문과 대답 형식으로 알아보고자 한다. 생소하고 어색할 수 있는 단어들의 출현이 다소 여러분을 당황스럽게 만들 수도 있다. 그것이 신선한 자극이 되었으면 한다.

Q1. 뇌의 언어, 두개천골 운동성은 무엇인가요?

'뇌의 집(Brain house)'으로 알려져 있는 두개천골계에서 1분에 6회~12회, 미세하지만 주기적으로 리드믹컬하게 발생하는 운동성을 '두개천골 운동성'이라고 한다. 심장 박동 그리고 호흡과 명확히 구분되는 두개천골 운동성은 인체에서 발생하는 '제3의 리듬'으로 불리기도 한다.

건강과 아름다운 몸매를 위해 당신이 매일같이 다양한 체위의 요가 스트레칭을 하듯 뇌 또한, '생명과 건강'을 유지하기 위해 평생 동안, 규칙적, 주기적, 리드믹컬한 운동을 한다.

뇌에서 시작해서 두개천골계로 전달되고 두개천골계에서 온몸으로 전달되는 "생명과 건강"에 관한 뇌의 언어가 바로 '두개천골 운동성'이다.

↘ Q2. 두개천골 운동성이 발생되는 시기는 언제부터인가요?

정자와 난자가 만났을 때부터이다.

정자와 난자가 결합하는 순간 약 15분간 양자물리학적 접근법에서 "정지(still)" 상태가 일어나는데 이 스틸 상태가 최초의 두개천골 운동성 형태이며 스틸 상태를 통해 다양한 두개천골 운동성이 발생한다.

흥미로운 점은 발생 시기에 있어 두개천골 운동성이 심장 박동이나 폐호흡을 훨씬 앞지른다는 것이다.

여러분의 마인드를 한 번 더 상기시킨다면, 닥터 셔덜랜드는 이러한 발생학적 특징을 빌미로 두개천골 운동성을 인체에서 발생한 "최초의 호흡(primary respiration)"이라 주장했다.

이 최초의 호흡은 스틸 상태가 지나면 일정한 주기로 '수축-확장' 하면서 두개천골계를 통해 규칙적인 운동성으로 표현된다.

↘ Q3. 두개천골 운동성을 감지하는 이유는 무엇인가요?

두개천골 운동성이 '뇌의 건강'과 직결되기 때문이다.

CST는 현대 의학이 근접하지 못하는 '살아있는 뇌' 상태를 손의 촉진술을 통해 진단할 수 있으며 촉진술로 감지하고자 하는 것이 바로 두개천골 운동성이다.

앞서 설명한 바와 같이 두개천골 운동성은 뇌가 표현하는 '건강 언어'라 할 수 있다.

운동성으로 표현되는 이 언어를 감지할 수 있다면 우리는 가장 내부의 건강 상태를 캐어할 수 있는 기회를 가질 수 있으며 가장 깊은 곳에 쌓인 "스트레스의 원인"을 해소시킬 수 있다.

규칙적이고 주기적인 두개천골 운동성은 바로 '편안하고 안정된 뇌' 상태를 나타내며 신경계의 안정은 전반(몸–마음–정신)에 걸쳐 '조화로운 건강'이 기능할 수 있게 한다.

Q4. '건강하다'라고 정의할 수 있는 두개천골 운동성은?

두개천골 운동성이 아래의 조건을 충족시키면 '건강하다'라고 할 수 있다.

> 6회~12회/1분
>
> 리드믹컬, 규칙적, 주기적
>
> 맑은 물결과 같은 질감
>
> 수축–확장 주기의 비례 대칭
>
> 탄력적이고 유연

↘ Q5. 두개천골 운동성은 어떤 느낌인가요?

한마디로 간결하게 표현하자면, '젤리' 같다.

겉 부분의 초록색 단단한 껍질을 까면 투명한 속살이 보이는 알로에! 액체도 아니고 그렇다고 고체라고도 할 수 없는 그런 알로에 속살 같은 '젤리쉬'한 느낌이 바로 두개천골 운동성의 질감이다. 이러한 독특한 질감 때문에 닥터 셔덜랜드는 두개천골 운동성을 '조류 같은(tidal like)'으로 표현했다. 진한 인간의 정수가 녹아 있는 물과 같은 두개천골 운동성을 통해 우리는 '건강'을 표현할 수 있다.

↘ Q6. 잠을 잘 때도 두개천골 운동성이 감지되나요?

물론이다.

잠을 잘 때와 깨어 있을 때 '두개천골 운동성'은 큰 차이 없이 감지된다.

특히 아이들에게 CST 세션을 할 때는 "잠 잘 때"가 가장 적기다. 두개천골 운동성이 너무 미세하다 보니 조금이라도 움직이면 초심자들은 감지하기가 힘들다. 1분도 가만히 누워 있기 힘든 특별한 아이들(자폐증, 발달 장애, 과잉 행동, 틱장애, 기타)에게 우리는 "슬리핑 세션(sleeping session)"이라는 특별한 프로그램을 통해 아이들이 잠자는 시간을 택해 세션을 하는 경우가 있다. 두개천골 운동성은 수면 상태와 상관없으며 살아 있는 동안 언제나 리드믹컬하게 주기적으로 발생한다. 그리고 CST로 '신경계'가 깊이 이완되면 세션 중에 누구나 잠이 든다.

'잠'은 좋은 사인이다!

Q7. 엎드려 있거나 옆으로 누워 있으면 두개천골 운동성이 변하나요?

변하지 않는다.

당신이 어떤 형태로(엎드려 있거나 옆으로 누워 있거나 물구나무를 서고 있어도) 있든 두개천골 운동성에는 큰 변화가 없다. 이것은 마치 젤리나 물을 형태가 각기 다른 용기에 담는 것과 같다.

형태는 달라도 젤리는 젤리이고 물은 물이다. 당신이 어떤 포즈를 취하더라도(심지어 물구나무를 서 있어도) 두개천골 운동성은 똑같은 젤리와 물의 질감을 표현한다.

아이들에게 CST 세션을 하다 보면 깊은 잠에 빠진 아이들의 몸이 얼마나 다양한 포즈를 취할 수 있는지 보게 된다. 어떤 포즈에도 우리는 별 무리 없이 두개천골 운동성을 감지할 수 있다.

Q8. 두개천골 운동성은 맥박이나 호흡과는 다르다고 했는데 어떻게 구분할 수 있나요?

우리 몸 안에는 맥박이나 호흡 외에도 정확하게 정의되지 않은 다양한 움직임이 있다.

맥박과 호흡 그 밖에 다양한 움직임 속에서 두개천골 운동성만을 콕 집어 감지하려면 가장 무겁고 느린 움직임을 찾으면 된다. 맥박이나 호흡은 마치 호수에 일렁이는 변덕스러운 물결처럼 가볍고 빠른 것에 비해 두개천골 운동성은 마치 거대한 바다의 조류처럼 느리고 손에 잡힐 것처럼 입체적이다.

››› 나는 무당이 아니다! 〈에피소드 1〉

손만 대고서 어떻게 자신이 앓았던 병, 충격받았던 일이 있었는지 다 아느냐고 묻는다.

그녀의 눈빛은 마치 나를 영험한 무당을 보는 듯하다.

"네. 제가 손만 대고 있는 것이 아니라 손으로 몸 안에서 발생하는 운동성을 감지하고 있는 것입니다. 그냥 손만 대고서는 저도 모릅니다.(열심히 CST에 대해 설명) 손으로 감지하는 운동성을 통해 몸이 주는 여러 가지 정보를 채집하는 거죠. ㅠㅠ"

나의 신중한 설명에도 불구하고 그녀는 자신의 확신을 굽히지 않는 듯 보인다. 그도 그럴 것이 CST라는 것을 쉽게 설명하기가 워낙 애매하고 또 들어도 이해가 잘되지 않는 '고품격(?)' 자연 요법이다 보니 나를 '무당'으로 착각하는 사건은 심심찮게 일어난다.

하지만 나는 영적 능력을 부여받은 '초능력자'도 아니며 신을 받은 '무당'은 더더욱 아니다.

나는 16년이 넘도록 한결같이 손을 몸에 접촉하여 연습에 연습을 거듭하며 끊임 없이 갈고 닦은 '고난도의 감지 기술'을 소유한 '치유 기술자'이며 동시에 몸을 통해 마음을 치유하는 '치유가'이다.

과거에 앓았던 병력이나 정신적, 심리적 충격에 대한 실마리들은 우리 몸의 정수에서 발생하는 두개천골 운동성을 통해 어렵지 않게 알 수 있다.

물론 이 실마리들은 경험이 많은 CST 전문가일수록 더 많이 찾을 수 있으며 알려고 해서 알 수 있는 것이 아니라 자연스럽게 알아지는 것들이다.

두개천골 운동성이 결국 우리 인체에서 가장 먼저 생성된 '뇌의 생리적 운동성'이라는 점을 상기한다면, 뇌의 언어를 해독하는 CST는 정자와 난자가 수정되는 최초의 순간부터, 한 인간의 유구한 역사를 들을 수 있는 메리트를 가지게 된다.

결국 나는 운동성을 통해 뇌의 언어를 해독하고 고객의 '건강 변천사'에 대한 정보를 갖게 되는 것이다.

지금 여기, 바로 이 순간에 나는 '더 건강해지기 위해 꼭 필요한' 건강 단서를 찾아 고객과 함께 치유 작업을 행한다.

나는 고객이 바라는(?) "무당"이 아니기에 모든 것을 다 헤아리지 못한다.

더 많은 내공이 쌓이고 손이 무르익고 나 자신이 겸허해질 때 어느 날 저절로 "통하는" 것이 있지 않을까.

TIP
FOR
YOU

_ 두개천골 운동성 살짝 엿보기!

쉽게 싫증을 내고 급한 성품에 무척 외향적인 나는,
CST 세션을 행하는 동안 미동도 없이...
몇 십 분을 한결같은 자세로 고요하게 앉아 있을 수 있는
"범상치 않는 일"을 행함으로써,
CST를 배우고자 하는 '급한 성격'의 소유자들에게
큰 희망이 되고 있다.
말도 빠르고 행동도 빠른 내가 CST 세션을 할 때만
유독 고요해지고 침착해지는 이유는,
눈에 보이지는 않지만 몸에 손을 터치해 보면
마치 바다에 손을 담근 듯 몸속에서 파동 치는 물결 같은
두개천골 운동성이 감지되는데...
먹어 본 사람이 맛을 알고 입어 본 사람이 멋을 알듯이
두개천골 운동성을 감지해 본 사람이라면

그 재미와 그 감동, 그 스릴을 온몸으로 알 것이다.
눈에는 보이지 않는데 손으로는 두 팔을 휘저을 정도로
크게 감지가 되는데다 그것을 레이저 수술을 하듯
마이크로미터로 미세하게 교정을 하면 무엇을 했는지조차 모르는 사이,
증상이 호전되고 기분이 좋아지며 치유가 일어난다...
그렇다. CST는 마치 마법 같다.
16년 동안이나 내가 누려 왔던 CST의 마법 같은 '재미'를
여러분과 함께 공유하기 위해 두개천골계의 핵심 멤버 5인방의 운동성을 미리 알려 주는 '지름길'을 선택하고자 한다.
'정말로 이렇게 운동을 하고 있단 말이야?'라고 눈을 동그랗게
뜨고 물어올 여러분의 놀란 얼굴을 상상하며
지금부터 두개천골계의 운동성을 살짝 엿보자!

››› 비디는 손이 3개다! 〈에피소드 2〉

CST 세션을 하는 도중, 고객이 갑자기 고개를 돌려 나를 강렬한 눈빛으로 쳐다본다든가 혹은 머리맡에서 CST 작업을 진지하게 행하고 있는 나를 갑자기 턱을 치켜들며 눈을 동그랗게 뜨고 바라보면...

고요한 강가에 돌을 던진 것처럼 깜짝 놀라, 내 심장이 벌렁거리고 쿵쾅거리며 빠른 속도로 내달리곤 한다.

그럼에도 불구하고 나는 성공적인 치유 과정을 위해 고객들의 면전

에서는 얼굴색 하나 변하지 않는 침착한 모습으로 "무슨 불편한 점이 있으신가요?"라고 물으며 돌발 상황(?)을 의연하게 처리하는데...

오늘 나의 고객 태양님께서는, 고요한 상태로 몸의 운동성을 감지하여 교정을 하고 있는 도중 갑자기 눈을 뜨고 고개를 옆으로 휙 돌리시며 두리번거리신다. 가슴이 철렁 내려앉으면서 심장이 빠른 속도로 뛰기 시작하는데 언제나 그러하듯 내 심장의 상태와 내 의식은 철저히 분리된 듯 침착한 내 목소리는 무심히 태양님께 물어본다.

"무엇이 불편하신가요?"

눈을 감은 채 생각을 하듯 잠시 뜸을 들이신 후 말하기가 곤란한지 몇 번을 주억거리다 하시는 말씀...

"손이 3개가 있는 것 같아서요. 어떻게 손이 3개가 될 수 있는지 너무 궁금해서 참을 수가 없어서, 확인해 보려고."

그랬다.

세션 중에 느껴진 손 3개의 정체를 확인해 보고 싶었단다. 하지만 비디의 손은 모든 보통 인간이 소유하고 있는 것처럼 2개! 그렇다면 손 1개의 정체란 무엇일까! 그 비밀은 CST 테크닉에 숨겨져 있다. ^^

나의 친절한 설명에도 불구하고 세션 중에 몸 곳곳에 남아 있는 손의 온기 때문에 나의 많은 고객들은 내 손이 3개이거나 혹은 두 사람이 세션을 한다고 착각하는 경우가 많은데, 그럼에도 불구하고 아무리 궁금하셔도 세션 중엔 절대로 눈 번쩍 뜨고 나를 뚫어지게 바라보지 말았음 하는 바람이 있다.

TIP
FOR
YOU

잠깐!
여기서 꼭 집고 넘어가야 할 것!

핵심, 두개천골 운동성을 알아보기 전에 우리가 꼭 알고 넘어가야 할 것이 있다.

두개천골 운동성은 크게 수축-확장 운동성으로 나눌 수 있지만 운동성의 주체에 따라 운동성을 부르는 방식이 다르다.

그것은 마치 '사과'라는 단어를 외국인들이 다른 방법으로 부르는 것과 같다.

어떻게 불러도 우리 눈앞에 놓여 있는 사과는 한결같이 똑같은 사과인 것처럼 부르는 방식은 달라도 수축-확장 운동성을 나타내는 것은 한결같다. 요약하면 아래와 같다.

확 장		수 축
중추 신경계, 뇌척수액	인헐레이션 inhalation	엑설레이션 exhalation
중심선 - 하나의 뼈 구조	플렉션 flexion	익스텐션 extension
중심선 - 한 쌍의 뼈 구조	외회전 external rotation	내회전 internal rotation

1분에 6회~12회의 주기로 리드믹컬하게 표현되는 두개천골 운동성을 우리는 "CRI/cranial rhythomic impulse"라고 부른다. CRI 단계에서 나타나는 두개천골 운동성은 균형(balance), 대칭성(symmetry) 그리고 양질(quality)로 인체의 조화로운 건강을 나타낸다.

VIDHI&KHAN CST

5가지 핵심 두개천골 운동성

5가지 핵심 두개천골 운동성 1 Craniosacral motion
뇌의 운동성 '람스혼'

뇌는 인간의 정수이다. 뇌는 인간의 신체에서 가장 사적인 부분이다.
간이나 심장을 이식받아도 여러분은 여전히 동일한 사람일 테지만 뇌를 이식받으면 다른 사람이 되고 말 것이다. – 수전 그린필드

살아 있는 뇌의 생생한 숨소리!

CRI 1분 / 6회~12회
람스혼 운동성
뇌&척수의 두개천골 운동성/인헐레이션(확장)–엑설레이션(수축)

그렇다.

그것은 마치 모은 두 손 안에 고이 잠든 병아리의 숨결 같다.

뇌는 1분에 6회~12회, 주기적으로 수축, 확장 운동하며 가끔... 아주 예민한 고객의 두개천골계를 체크할 때 내 양손 사이에서 자신의 뇌가 벌렁거리는 특별한 경험을 하기도 한다.

뇌는 숫양이 뿔을 앞으로 쭉 밀었다가 다시 끌어당기는 모양새로 규칙적인 운동을 하고 있어 이를 뇌의 "람스혼 운동성"이라고 한다.

실제로 손바닥으로 감지되는 뇌의 운동성은 내 개인적으로는 "도너츠 돕 빚기"와 같다.

밀가루 돕을 만들 때의 반죽처럼 동그란 돕을 위에서 누르면 납작해지는 것처럼 뇌도 옆으로 퍼지면서 키가 작아지는 확장 운동성(인헐레이션)이 일어나고 양쪽 가장 자리에서 중앙으로 밀어 주면 길쭉해지는 돕처럼 뇌도 날씬해지면서 길어지는 수축 운동성(엑설레이션)이 일어난다.

옆으로 퍼진 키 작은 뚱녀가 되었다가 늘씬하고 키 큰 슈퍼 모델이 되는 뇌의 규칙적인 변신은 온몸의 세포가 다 함께 건강하기 위해 반드시 필요하다.

››› 척수가 숨 쉬는 법!

뇌의 연속이라 할 수 있는 척수는 척추 속에서 숨 쉬는 운동을 한다.

뇌가 옆으로 납작해지면서 빵빵해질 때 척수는 콩나물 뿌리 같은 끝 부분을 끌어 올리면서 더 큰 굴곡을 만들어 뇌의 '확장' 운동성에 동참한다.

뇌가 가운데로 몰리면서 길쭉해질 때 척수의 끝 부분은 꼬리뼈 쪽으로 쭉 밀고 내려가 날씬해지는 뇌의 '수축' 운동성을 마무리한다.

TIP FOR YOU

상대적이고 절대적인
신건강 상식

_ 뇌 운동성과 뇌파는 다르다!

뇌파란, 뇌의 각기 다른 영역이 만들어 내는 미세한 전기 신호를 말한다.

뇌전도로 뇌파를 검사해 보면 꿈을 꾸지 않을 때의 뇌파는 느리고 규칙적인 반면, 꿈을 꾸거나 각성 상태일 때는 뇌파가 더 빠르고 일정하지 않다. 뿐만 아니라 감정적, 심리적 상태가 불안할 때도 뇌파는 달라질 수 있다.

뇌 운동성은 심장이 기능하기 위해 펌프 운동을 하고 장이 음식물을 분해, 흡수하기 위해 연동 운동을 하는 것처럼 뇌 또한 '기능'을 위해 물리적으로 운동한다.

뇌 운동성은 수면 중이거나 각성 상태일 때 그리고 감정적으로 흥분되어 있거나 화가 나 있을 때도 규칙적이고 안정적인 운동성을 보인다. 단, 뇌의 기능에 문제가 발생하면 정상적인 운동성에 변화가 오며 불안정하거나 불규칙적으로 운동한다.

즉, 뇌파는 내외부 환경에 즉각적으로 반응하는 반면, 뇌 운동성은 항상성 유지를 위해 즉각적인 운동성의 변화가 없다. 뇌파가 아무리 안정되어도 뇌 운동성이 정상적이지 못하면 뇌 기능 문제를 온전히 개선했다고 말할 수 없으며 정상적인 뇌 운동성과 함께 안정된 뇌파가 검사될 때 CST에서는 '뇌 기능'이 정상이라고 말한다.

\- Vidhi

5가지 핵심 두개천골 운동성 2 Craniosacral motion

뇌척수액의 운동성

중국 의학에 의하면 뇌척수액은 "신장"이 관장하고, 신장은 '달의 기운'이 지배한다고 한다. 달의 기운에 따라 밀물과 썰물로 바뀌는 바다처럼 결국 뇌척수액도 달이 존재하는 한 주기적으로 우리 몸 내부에서 조류처럼(tidal like) 물결친다.

달의 지배를 받는 뇌척수액의 운동성!

CRI 1분/약 10회
뇌척수액의 "수직 파동 longitudinal fluctuation" 운동성
인헐레이션-엑설레이션/체액과 티슈가 함께 상호 반응하며 운동

바다의 밀물과 썰물처럼 우리 몸 전체를 물결치듯 움직이는 뇌척수액의 운동성은 과히 장관이다.

자연의 물이 순환하고 이동하면서 스스로 정화할 수 있는 자정능력을 가지듯 우리 인체도 뇌척수액의 수직 파동을 통해 스스로 정화, 교정, 치유할 수 있는 능력을 발휘하는 것 같다. 몸 전체를 수직으로 위, 아래로 이동하는 뇌척수액의 운동성은 CST 전문가들이 두개천골계를 평가할 때 사용하는 가장 빠르고 정확한 지표가 되며

이를 '뇌진법®'[1]이라 명명하였다. 뇌척수액의 운동성은 체액의 순환과 이동으로 연결되어 온몸의 조직(tissue)이 뇌척수액의 파동에 반응하며 움직이게 된다. 다시 말해 뇌척수액이 이동하면 체액과 티슈가 함께 움직이게 된다.

인헐레이션 즉 확장 주기에서 뇌척수액은 머리 쪽으로 올라가며 중심선에서 외측으로 이동한다. 마치 빵빵한 풍선처럼 온몸이 뇌척수액으로 꽉 채워지는 것 같다. 이때 뇌척수액의 이동이 제대로 일어나지 않는 곳은 체액의 정체와 티슈의 수축이 일어난 곳으로 '건강의 불균형'을 초래할 수 있다. 엑설레이션에서 뇌척수액은 아래 방향으로(다리 쪽으로) 내려가면서 중심선 안으로 좁혀지듯 수직 이동한다.

마치 두 손을 모으고 선 채로 잠이 든 영국 병정 같다. 강의 형태가 물의 흐름에 의해 만들어지듯 인체의 형태 또한 뇌척수액의 순환에 지배받는 듯하다.

---

1) 뇌진법®은 비디&칸에 의해 명명, 등록된 명칭으로 몸을 순수한 물의 요소로 감지하는 CST 최고의 '평가-치유술'이다. 뇌진법®은 비디&칸에서 15년간 발달시켜 온 "4진법_안면진법, 두개진법, 근막진법, 뇌진법" 중의 백미로 인체를 유유히 순환하고 수직으로 파동 치고 있는 체액(인체의 80%를 구성하는 물)의 흐름을 감지, 두뇌의 상태와 신경계의 건강 상태, 척추 상태, 장기 상태 등을 평가할 수 있다. "고인 물은 썩는다"라는 속담처럼 우리 몸 안의 물도 막힘없이 시원하게 순환해야 건강하다.

뇌진법®으로 우리 몸 안의 물 상태를 손으로 감지할 수 있다면 고여서 썩는 곳이 없도록 미리 평가, 예방할 수 있어 자연 요법의 참모습인 〈예방 의학〉으로 보다 가까이 다가갈 수 있을 것이다. 고객의 몸-마음-정신의 건강 수준을 심층에서 체크하고 평가하여 고객에게 적재적소의 치유법을 권하고, 함께 병행하면 최적의 치유를 이끌어 낼 수 있다.

"건강과 치유" 관련 전문가들이라면 반드시 익혀야 할 '평가-치유술'이다.

_ 건강한 척추선은 뇌척수액이 만든다!

건강의 형태를 결정하는 것은 강물이다.

강물이 어떻게 흐르느냐에 따라 고속도로처럼 쭉 빠진 강의 형태가 만들어질 수도 있고 골목길처럼 꼬불꼬불한 강의 형태가 형성될 수도 있다.

우리 몸도 자연 현상과 크게 다르지 않다.

인체의 가장 중심선, 두개천골계를 순환하는 뇌척수액이 어떤 형태로 이동하느냐에 따라 중심선의 형태, 나아가 척추선이 결정될 수 있다.

즉 뇌척수액의 흐름이 척추선의 형태를 좌우한다!

뇌척수액이 중심선을 막힘없이 수직 방향으로 위, 아래 이동하면 우리는 "S"자 굴곡을 제대로 갖춘 똑바른 척추선을 가질 수 있다.

반면, 뇌척수액이 수직 방향으로 위, 아래로 이동할 때 옆으로 커버가 발생하거나 뒤쪽 혹은 앞쪽으로 쏠리고 부분적으로 정체 구간이 발생하면 척추선에 측만, 전만, 후만증이 발생하거나 디스크가 발병될 수 있다.

"S"자 형태가 무너진 건강하지 못한 척추선은 신경계에 영향을 미쳐 장기 기능에도 큰 부담을 주게 된다.

CST로 감지하는 뇌척수액의 흐름은 지금 당장은 척추 형태에 드러나지 않아도 곧 드러나게 될 '척추선의 청사진'과 같다.

– Vidhi

5가지 핵심 두개천골 운동성 3 Craniosacral motion

상호 긴장막의 운동성

"낫 sickle" 모양의 상호 긴장막 RTM은 아름다운 뇌 형태와 잘생긴 두개골의 결정적인 조건이다. 잘생긴 뇌와 두개골이 기능도 튼튼하다!

때론 거칠게 때론 강인한 RTM의 운동성!

CRI 1분/6회~12회
"시클문sickle-moon" 운동성(v)
인헐레이션-엑설레이션

닥터 셔덜랜드가 명명한 "상호 긴장막계(이하 RTM reciprocal tension membrane system)"는 일반 해부학 서적에서 그 모양새를 쉽게 찾아볼 수 없는 CST계의 특별한 구조다.

RTM은 발생학적으로 두개골이 형성된 같은 티슈에서 만들어졌기 때문에 두개골과는 형제지간과 같아 두개골의 형태는 물론 운동성까지 큰 영향을 미친다.

RTM의 운동성이 뇌척수액만큼이나 흥미로운 이유는, 가장 가까이 뇌 구조에 근접할 수 있기 때문이다. 밀고 당기는 듯한 RTM의 운동성은 인헐레이션에서 옆으로 밀려 나가면서 앞뒤로 좁아지고 엑설레이션에서는 그 반대로 옆으로 좁아지고 앞뒤로 길어지면서 '텐트' 같은 모양새가 된다.

뇌를 마사지하듯 수축-확장하는 RTM의 운동성은 뇌의 정상적인 형태를 유지시킬 뿐만 아니라 규칙적인 펌프 운동을 통해 뇌척수액과 뇌내 혈액 순환까지 도와준다.

››› 시클문 운동성

RTM은 뇌를 좌-우로 나누는 수직 분할면 '뇌겸'과 대뇌와 소뇌로 나누는 수평 분할면 소뇌천막으로 이루어져 있다. 낫 모양의 뇌겸과 초승달 모양의 소뇌천막이 동시에 밀고 당기면서 만들어 내는 RTM의 운동성을 나는 그 형태를 본떠 '시클문' 운동성이라 명명한다.

TIP FOR YOU 초심자를 위한 보너스

_ 내 머릿속에 해초가 있다!

머리에 손을 접촉한 후 어깨와 팔, 손에 긴장을 빼고 호흡을 내리고 나면 RTM의 미세한 운동성을 감지하기 위한 모든 준비가 끝이 난다. RTM의 운동성을 감지하는 것은 마치 동그란 어항 속에 흔들리는 해초를 보는 기분이다. 감지하는 것에 너무 집중이 되면 손의 근육이 긴장되어 오히려 운동성 감지가 어려워질 수 있다. 해서 간혹 운동성 감지에 어려움이 있을 때 나는 이런 영상을 떠올려 보곤 한다.

나는 투명한 어항에 양손을 대고 있다.
어항 안에는 일정하게 흐르는 물 흐름이 있고 그 흐름에 반응하는 해초가 있다.
나는 그 해초가 어떻게 움직이는지를 보고 있다.

손과 팔, 어깨의 긴장이 풀리고 시야가 제법 여유로워지면 양 손바닥으로 RTM의 수직면과 수평면이, 흔들리는 물살에 보드라운 몸짓을 보이는 해초처럼 움직이기 시작한다.
물론 RTM의 소재가 뻣뻣하다 보니 해초의 유연한 몸짓은 따라가지는 못해도 손바닥의 감각 세포를 통해 뇌로 전달되는 RTM의 운동성은 마치 지구 전체를 감싸는 일종의 "지구의 피부"가 호흡하는 것 같다.

심장이 펌프 운동을 통해 온몸에 피를 분배하듯이 RTM 또한 일정한 수축-확장 운동을 통해 뇌척수액과 뇌외로 배출되는 혈액을 순환시킨다.
쉽게 생각하면 RTM은 뇌와 척수 그리고 신경계에 전달할 물을 관장하는 호스와 같다.
해서 RTM은 태어날 때부터 정해진 "빳빳함의 정도"를 벗어나면 정상적인 수축-확장 운동이 어려워 뇌에 공급되고 배분되어야 할 '물 순환'에 착오가 발생하기 마련인데, 손으로 감지되는 RTM의 '적절치 못한 긴장도'는 마치 꼬여 있거나 부분적으로 막혀 물이 제대로 지나지 못하는 호스를 보는 것 같다.
우리는 초생달 모양의 수평면과 낫 모양의 수직면을 CST 테크닉을 통해 복구시켜 RTM이 제 할 일을 할 수 있도록 도와준다.
내 손바닥에 감기는 듯한 해초 같은 RTM의 운동성을 감지하고 있노라면 세션 중에도 나는, 마치 깊은 바다 속에 평화롭게 잠겨 있는 듯한 나 자신을 발견하곤 한다.
그 평화를 여러분도 함께 공유했으면 좋겠다.

- Vidhi

5가지 핵심 두개천골 운동성 4 Craniosacral motion

두개골의 운동성

> 이것은 마치 톱니 바퀴가 서로 맞물려 정확한 속도와 리듬으로 돌아가는 것과 같다.
> 8개의 큰 톱니와 14개의 작은 톱니 같은 두개골은 기계적인 톱니 운동성으로
> 뇌가 주인인 "생명"의 공장을 돌린다.

생명의 톱니를 돌리는 두개골 운동성!

1분/6회~12회
톱니 회전축 운동성(V)
1개의 뼈/플렉션-익스텐션
2개의 뼈/엑서터널 로테이션-인터널 로테이션

지금까지 우리가 알아본 운동성의 주체와 구성원이 대부분 "하나"(물론 척수는 뇌와는 다른 이름을 가지고 있지만 뇌의 연속체임은 분명하다)임에 비해 두개골은 주체는 하나이나 구성원은 뼈이다.

22개(머리뼈 8개-얼굴뼈 14개)로 구성된 두개골은 구성원의 숫자만큼이나 각 뼈마다 개성이 강한 운동성의 패턴을 가지고 있지만 1분에 6회~12회, 수축-확장하는 운동성은 똑같다.

해서 이들은 마치 정확하게 계산되어 디자인된 기계 내부의 톱니바퀴들처럼 서로 잘 맞물려 두개골이라는 거대한 '뇌의 헬멧'을 가동시킨다.

각 뼈마다 고유의 운동성을 가지는데 그것이 제대로 일어나지 않으면 마치 톱니바퀴에 이물질이라도 낀 것처럼 뻑뻑하게 움직여 우리는 흔히 '봉합성 두통'과 같이 머리가 조이는 듯한 증상을 겪게 된다.

머리뼈에는 RTM이 부착되어 있어 두개골의 정상적인 운동성은, "RTM의 정상적인 형태 유지, 뇌척수액의 원활한 순환, 뇌내 혈액 순환"을 도와준다. 물론 그 반대 관계도 성립된다.

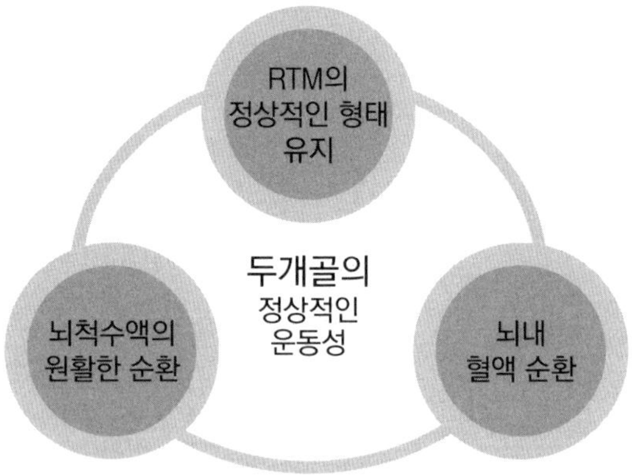

5가지 핵심 두개천골 운동성 5 Craniosacral motion

천골의 운동성

척추의 가장 아래에 있는 역삼각형의 천골은 척추는 물론 상체의 모든 무게를 떠받들고 있을 뿐만 아니라 척추가 제 할 일을 다할 수 있도록 도와주는 중요한 역할을 하고 있다.

척추의 중요한 지지대 천골

1회/6회~12회
바이킹 운동성
두개천골 운동성/플렉션-익스텐션

걷거나 뛸 때 작은 각도로 유연한 움직임을 허락하는 천장골 관절(임산부가 출산 시 벌어진다는 바로 그 골반뼈) 사이에서 천골은 규칙적인 두개천골 운동을 하고 있다.

천장골 관절과 천골 사이에는 연결해 주는 강한 근육이 없다 보니 잘못된 자세로 오래 앉아 있는 것만으로도 골반은 쉽게 틀어질 수 있다.

틀어진 골반의 방향에 따라 다리 길이가 달라지거나 발의 각도가 바뀐다. 이러한 구조는 천골의 운동성에 그대로 반영되어 '기능'에 영향을 미친다. 좌골 신경이나 배설에 관련된 기능, 방광, 장의 기능이 저하될 수 있으며 이것은 천골의 운동성 교정을 통해 완화될 수 있다. 천골은 중심선에 놓인 1개의 뼈이기 때문에 이미 앞서 언급된 바와 같이, 수평축을 이용해서 플렉션-익스텐션으로 운동한다.

플렉션에서 천골은 천골저(sacral base)라고 불리는 윗부분이 밑으로 내려가고 천골 아래 부분이 위로 치골 쪽으로 올라간다. 놀이동산에서 요란한 비명 소리를 만들어 내는 바이킹이 통째로 내 손안으로 미끄러져 들어오는 느낌이다. 익스텐션에서는 그 반대로 천골저가 물 위로 떠오르는 잠수함처럼 위로 올라가고 아랫부분은 밑으로 가라앉는다. 반대 방향으로 솟구쳐 오르는 바이킹처럼 천골이 내 손을 밀면서 반대 방향으로 솟아오른다.

손안에서 감지되는 거대한 바이킹의 움직임을 천골은 그것을 통해 생명을 말한다.

››› CST 짝퉁을 조심하자! 〈에피소드〉

아담하고 통통한 체격에 작고 동그란 얼굴을 가진 그녀!

자주 만나지는 못해도 늘 안부 전화로 근황을 묻고 소식을 전하고 있어 절대 끊을 수 없는 인연이 있구나 하고 생각하곤 했었다. 그녀가 몸담고 있는 세계는 아름다움을 목적으로 하는 '뷰티 마사지!'

나만큼이나 손을 많이 사용하는 그녀도 직업병처럼 심신에 누적된

피로를 풀기 위해 CST 세션을 시작했는데...

그랬던 그녀가 어느 날, 안 그래도 적당히 붉은 기가 도는 얼굴이 그날따라 더 흥분된 몸짓을 보인다.

“어머머머... 선생님... 제가요, 제 고객한테 선생님이 저한테 하신 테크닉을 그대로 했는데요. 너무 좋아하시는 거 있죠. 기분이 너무 좋으셔.”

중간에서 내가 말을 자르고 들어갔다.

왜냐하면 그녀는 세션을 받고 있는 중이지 강의를 듣고 있는 중이 아니었다.

감지도 안되는 그녀가 어떻게 테크닉을 썼다는 것인지 나는 그 사실에 더 흥분되었다.

“무슨 테크닉을 쓰셨는데요?”

자초지종은 이랬다. 저번 세션에서 나는 그녀의 골반 격막 해소를 위해 천골과 아랫배에 손을 놓고 근막 운동성을 감지한 후 제한을 풀어 주었는데 그녀는 내가 아랫배를 천천히 아주 느리게 마사지를 하는 줄 알았단다. 그래서 그런 방식으로 자신의 고객에게 배 마사지를 해 주었는데 고객의 반응이 너무 좋아 그토록 흥분하셨던 거다.

“음... 눈을 감고 있으셔서 볼 수 없었겠지만 CST는 겉에서 손 움직이는 것이 보이지 않습니다!!!”

어안이 벙벙한 채로 눈을 동그랗게 뜬 그녀를 위해 나는 선생님 한 분을 불러다 CST를 어떻게 하는지를 면전에서 보여 주었고 또 그녀를 앉게 한 다음 예민한 그녀가 눈을 뜨고 내가 자신에게 하는 작업을 느끼고 볼 수 있게 해 주었다. 그랬다. 결코 손은 눈을 씻고 봐도 움직이지 않았다.

해서 우리는 아주 간단한 방법으로 CST 전문가를 구분할 수 있다. 두개천골 운동성을 감지할 때 '손이 움직이는 이'는 절대로 CST 전문가가 아니다! 발을 잡고 안으로 밖으로 돌린다든가, 턱을 밀어낸다든가, 배를 마사지한다든가. 이것은 '운동 요법'이지 CST라 할 수 없으니 'CST 짝퉁'에 조심하기 바란다.

진짜 CST 전문가 제대로 고르는 법

VIDHI&KHAN CST

이런 타입의 CST 전문가 뇌 건강을 맡길 수 없다!

A 타입 머리를 터치한 후 "머리가 참 단단합니다"라고 말하거나 "뇌가 파동 치는 것이 느껴지지 않습니까?"라고 되묻는 전문가

▸▸ 감지가 전혀 안되는 전문가

B 타입 세션 중에 손바닥으로 머리를 살짝 눌렀다가 풀거나 발을 잡고 안팎으로 조금씩 밀었다 당기는 전문가

▸▸ 감지는 물론 CST 테크닉을 전혀 이해를 못하는 전문가

C 타입 "CST 안 반으면 더 큰 병에 걸립니다"라고 위협하는 전문가

▸▸ 인격이 의심되는 전문가로서 자연 요법가로서의 자질을 상실한 상태, 신념형 전문가로 치유 사례가 많을 수 있어 경계해야 할 요주의 전문가. 두려움이 치유의 도구가 되어선 안된다.

D 타입 영적 치유를 한다고 주장하거나 억지로 몸에서 특정한 현상이 일어나도록 신체 일부를 자극하거나 흔드는 전문가

▸▸ CST 전문가가 아니니 눈길도 주지 말자!

CST만큼은 제대로 배우고 제대로 경력을 쌓은 인정받은 전문가를 찾는 것이 중요하다. 신경계에 직접적인 영향을 미칠 수 있는 CST의 고난도 치유 기술은 짧은 기간에 이루어지지 않는 만큼 꼭 따져 보고 선택하자.

❊❊❊

다음의 몇 가지 질문은 이미 해외에서도 자질이 의심되는 CST 전문가들로 인한 피해를 줄이기 위해 각 협회에서 소개하고 있는 방법이다. CST 세션이나 교육을 듣기 전에 꼭 확인하여 자신의 선택에 힘을 실어 주자! 쑥스러워 말고 당당히 물어보라!

첫째, 수료한 CST 코스와 수료한 시간을 질문합니다.

둘째, 코스를 수료한 장소(아카데미, 협회, 단체 기타)를 질문합니다.

(1) 외국에서 수료하였다면
장소와 CST 티쳐 혹은 티쳐가 소속된 협회

(2) 한국에서 수료했다면 답은 간단하다.

셋째, CST 전문가의 경력을 질문합니다.

한국에서 수료한 경우 대부분 2003년부터 교육을 받은 전문가들로서 최고 경력이 7년(2009년 기준) 정도다.
외국에서 수료한 경우는 저자와 같이 15년 정도가 최고 경력이 될 수 있다.

TIP
FOR
YOU

최근 아카데미로 CST 전문가와 선생님의 성분 분석(^^)을 의뢰하는 전화가 많다. 그만큼 한국에서도 CST 전문가로 활동하거나 교육하는 사람들이 많이 나타났다는 증거인데, 이 전화들은 그들의 실력에 대한 의심의 반증이리라.

나의 역할은 그들의 자질을 분석하는데 있지 않다. 문의에 대한 정확한 답변을 주기가 난처하여 결국 많은 이들의 요청에 의해 세계적인 협회에서 제시하고 있는 방법들을 우리의 경험에 비추어 위와 같이 재정리해 보았다. 잘 읽어 보고 선택과 결정에 도움이 되었음 좋겠다. 우리 민족의 급한 성품이 치유술에도 영향을 미치고 있어 걱정되는 마음 감출 길 없으나 진정한 실력은 언제나 통하는 법이다.

– Vidhi

Content 03

VIDHI & KHAN CST

뇌를 살리는 치유 기술, CST

온몸의 세포가 노곤 노곤해지는 CST 테크닉별 치유 효과!

중학교나 고등학교 때 배운 '생물 시간'을 알차게 보낸 기억과 여기에 일반적인 해부학 지식을 더하면, 누구나 연습을 통해 CST 테크닉을 터득할 수 있다.

이 장에서 소개되어질 11가지 테크닉은 일상적으로 우리가 흔히 겪을 수 있는 불편함과 증상을 편하게 완화시킬 수 있는 방법들이다. 쉬운 것만은 아니니 맘을 완전히 놓아서는 안된다.

CST 작업은 지금까지 여러분들이 한 번도 눈으로 직접 본 적이 없는 대상을 손으로 감지하고 교정하는 작업이기 때문에 무엇보다 '손의 감각'을 믿는 자신에 대한 신뢰감이 요구된다.

한 번 빠지면 평생 헤어 나오질 못한 'CST 매력의 늪'에 힘차게 뛰어들어 보자.

CST 테크닉을 위한 워밍업

VIDHI&KHAN CST

CST 테크닉의 가장 기본은 '감지'다.
운동성 감지가 되지 않고서는 어떤 테크닉도
사용할 수 없다.
이 장에서 나는, 앞서 여러분께 소개했던
CST에 관한 다양한 정보처럼 여기서도
"살짝 엿보기"의 형태로
"연습을 통해 감지 습득"이라는 전제를 걸고
테크닉을 소개할 것이다.
CST는 전문가용 테크닉만 해도 80여 가지가 넘는다.
그럼에도 불구하고 단 한 가지의 공통된 방법을 통해
교정 작업을 행하는데 그것이 바로 '스틸 포인트'다.
나는 CST 테크닉을 위한 워밍업으로 먼저,
80여 가지 테크닉의 공통 분모인 '스틸 포인트' 테크닉으로
여러분의 준비된 '손'에 기운을 불어넣고자 한다.
스틸 포인트만 잘 이해하고 터득해도 여러분은
CST의 절반은 간 것이다.

STILL POINT
"스틸"이란 무엇인가?

Still이란 두개천골 운동성의 일시적인 정지 상태로 이것은 생리적으로 깊은 휴식 시간이며 자연 치유력을 재충전하는 기회이다.

››› 1. 스틸(Still/정지)은 재충전 시간 Recharging Time

Still은 자연 치유력을 재충전하기 위한 일시적인 정지 상태.
Stop은 재충전의 잠재력이 존재하지 않으며 기간이 모호한 정지 상태.

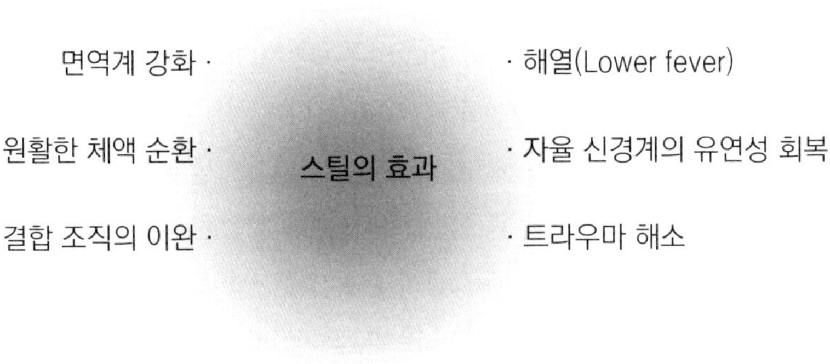

몸에서 일어나는 오토매틱 방식의 재충전을 우리는 '스틸'이라고 부르며, 몸은 재충전이 필요할 때마다 작동 버튼을 끄고 충전기에 꽂아놓은 청소기처럼 모든 기능을 일시적으로 정지하고 깊은 이완 상태 '스틸 포인트'가 된다. 스틸 상태는 CST 테크닉만이 만들 수 있는 "특별한 상태"가 아니라 인체가 필요로 할 때마다 몸에서 자연스럽게 만들어지는 '생리 현상'이며 하루에도 몇 번씩 우리가 모르는 사이 만들어진다.

다들 경험해 봤을 것이다.

너무 피곤해서 깜빡 잠이 들었는데 꿈도 꾸지 않고 잔 15분간의 단잠에 온몸이 개운해지는 것을...

짧은 시간에 재충전이 일어난 바로 그 순간이 여러분도 모르게 만들어진 스틸 상태!

››› 2. 스틸 상태가 자연스럽게 만들어지는 4가지 상태

깊은 이완 상태 _
깊은 수련, 명상 상태 _
남녀 성합 시 오르가슴 상태 _
죽음 _

》 3. 최초의 스틸은 정자와 난자가 만든 "15분!"

CST 관점에서, 스틸 상태가 최초로 만들어지는 시기는 정자와 난자가 만났을 때의 약 '15분'간이다.

정자와 난자의 첫 만남에서 유래된 '15분간의 스틸 상태'는 새로운 생명을 창조할 긴 여정을 위해 힘을 비축하고 숨을 고르는 순간이다.

이때 만들어진 "15분의 스틸 상태"는 우리 세포에 그대로 각인되어 매 순간 우리 육체와 마음이 재충전을 원할 때 일시적인 정지 상태, '스틸'이 일어난다.

이 개념은 현대 의학과 그 견해와 이해가 다소 다를 수 있으며 "양자 물리학"으로 설명 가능한 인체 생리 현상이다.

》 4. 그렇다면 CST에서 "스틸" 상태를 테크닉으로 쓰는 이유는?

CST는 가장 자연스러운 방식으로 몸을 치유하고자 한다.

해서 인공 조미료처럼 인위적으로 제조된 테크닉이 아닌 원래 몸에서 만들어지는 스틸을 이용, 즉 재료의 맛을 그대로 살린 약선 요리처럼 몸에서 자연스럽게 일어나는 방식을 통해 스스로 교정, 치유하게 한다.

환경오염, 극심한 스트레스, 과도한 전자파의 노출, 오염된 먹을거리로 우리 인체는 스스로 스틸 포인트에 도달하기 힘들어졌다. 하루에 15분씩 스틸 상태가 일어나면 평생을 건강하게 살 수 있다는 닥터 베커의 말처럼 CST는 스스로 재충전할 능력을 상실한 인체에 스틸 포인트라는 "버튼"을 눌러 "스스로 교정, 치유"하게 도와준다.

또한 CST는 스틸이라는 인체 친화적 테크닉을 통해 생명의 정수, '뇌'에 가장 가까이 다가가 '뇌의 건강'을 통해 몸-마음-영혼의 통합적 치유를 실현한다.

STILL POINT

스틸 포인트를 만드는 5단계

Still은 우리가 만드는 것이 아니라 몸에서 만들어질 때까지 기다리는 것이 중요! 마음을 편안하게 열고 제시한 5단계를 잘 따라 연습하면 누구나 할 수 있다.

1단계 두개천골 운동성 감지

양손을 스틸 상태를 만들고자 하는 몸의 부위에 접촉한 후, 두개천골 운동성을 감지한다.

운동성을 정확하게 감지하려 하지 말고 수축-확장 운동성 중 감지가 잘되는 운동성이 어떤 것인지 느껴 본다.

안으로 빨려 들어갔다(수축) 바깥으로 밀고 나가는(확장) 운동성의 끝 부분을 대략적으로 감지한다.

2단계 장벽 형성

수축 운동성 또는 확장 운동성의 끝 지점에서 "5g으로 잡는다"라고 마음속으로 생각하고 손에 힘을 주지 않는 상태에서 손의 근육을 의식한다.

동시에 마치 '보이지 않는 유리 장벽'을 만든 것처럼 운동성의 끝 지점에 장벽을 만든다.

3단계

기다리기

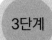

장벽이 형성되면 운동성이 완전히 잦아지고 고요해질 때까지 기다린다.
이때 손에 힘을 더 주거나 빼도 안되며 "5g으로 잡는다"라는 생각과 "유리 장벽"을 심상화하며 운동성이 "스틸 포인트"에 도달할 때까지 기다린다.

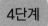

4단계

자연 치유력 응축 (15min)

스틸 포인트에 도달한 후 약 15분간 5g과 유리 장벽을 그대로 유지한 채 정지 상태를 그대로 기다린다.
손바닥에 보이지 않는 뭔가가 가득 차 밀어낼 때까지 기다린다.

5단계

장벽 해제

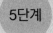

15분 후, "5g과 장벽 해제"를 마음속으로 말하고 손바닥을 의식한다.

TIP FOR YOU

초심자를 위한
보너스

_ 두개천골계를 움직이는 힘! 5g!

이것은 마치 젓가락으로 '묵 집기'와 같다.

젤리 같은 묵을 잘 집으려면 힘 조절이 필요하다.

너무 강하게 집으면 묵이 으깨어지고 너무 약하게 집으면 놓치고 만다.

너무 강하지도 약하지도 않은 '적당한 힘'으로 집어야 묵이 제대로 잡힌다.

두개천골 운동성도 마찬가지다.

너무 강하거나 약하면 두개천골 운동성에 "스틸 상태"가 형성되지 않는다.

5g만이 두개천골 운동성을 멈출 수 있는 '적당한 힘'이다.

참고로 5g은 대략 종이 한 장 또는 구리 동전 한 개의 무게이다.

손이 5g에 적응하려면 많은 연습과 노력이 필요하다!

- Vidhi

TIP FOR YOU

잠깐!
여기서 꼭 짚고 넘어가야 할 것!

_ 인다이렉션 테크닉과 다이렉션 테크닉을 아시나요?

· 인다이렉션 테크닉 : 제한된 방향의 반대쪽부터
풀어 주는 테크닉, 스프링 효과

· 다이렉션 테크닉 : 제한된 방향을 직접 풀어 주는 테크닉

스틸 포인트를 만들 때 우리는 두 가지 방식을 사용한다.
'어디에' 스틸 포인트를 만드느냐에 따라 간접 테크닉과 직접 테크닉으로 나눌 수 있다.
이미 알고 있는 바와 같이 정상적인 두개천골 운동성은 6회~12회/1분이다. 이것을 간단하게 수축 6초-확장 6초를 정상적인 주기라고 생각하자. 두개천골계가 심한 스트레스와 충격에 의해 운동성이 불안정해졌다고 가정하고 수축 10초-확장 2초라면 어떤 운동성에 스틸 포인트를 만들어야 할까? 간접 테크닉이라면 이미 길고 감지가 더 쉬운 수축 운동성에 스틸 포인트를 만들 것이다.
직접 테크닉이라면 운동성이 짧고 제한을 당하고 있는 확장 운동성에 직접 스틸 포인트를 만들 것이다.
해서 여러분의 감지가 정확하지 않더라도 어떤 운동성에 스틸 포인트를 만들든 여러분은 간접 혹은 직접 테크닉을 사용하게 된다.

CST 테크닉별 치유 효과

Still Point 1

발

하체 순환을 도와주고,
하지 근력을 강화시켜 준다.

》 포지션

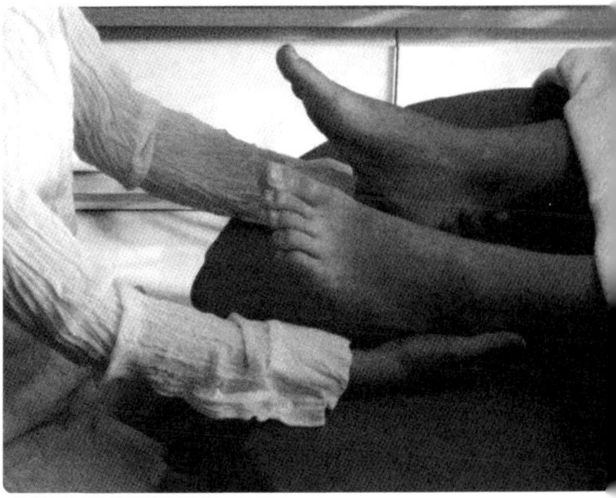

양손으로 발뒤꿈치를 감싸듯 잡는다. 이때 아킬레스건을 잡지 말고 아킬레스건 바로 아래 위치한 발뒤꿈치의 둥근 부분을 부드럽게 잡는다.

발 운동성	확장/중심에서 바깥쪽으로 움직인다. 수축/바깥에서 중심으로 들어온다.

1. 발뒤꿈치를 손바닥에 접촉한 후 어깨, 팔, 손목을 이완한다.
2. 호흡을 내리고 마음이 편안해지면 마음속으로 이렇게 말한다. “발목의 운동성 감지!”
3. 다음 손바닥을 의식한다.(뇌에서 손바닥의 감각 세포에게 명령 전달)
4. 긴장을 풀고 집중하지 않은 상태에서 두개천골 운동성이 감지될 때까지 기다린다.
5. 두개천골 운동성이 감지되면 수축-확장 운동성의 대칭성을 확인한다.
6. 스틸 포인트 만들기 5단계 실시!(간접 테크닉-운동성이 긴 쪽)
7. 운동성의 주기를 2회~3회 정도 감지한 후 확장 운동성에서 손을 천천히 뗀다.

››› 치유 효과

· 하체 순환을 도와준다.

· 하지 근력을 강화시켜 준다.

· 심리적 안정감 형성

· 발목 부상 후 빠른 회복을 도와준다.

· 발목 부기 완화

TIP FOR YOU

상대적이고 절대적인
신건강 상식

_ 움직이지 않는 것은 죽었다!

살아 있는 모든 것은 움직인다.
생명체는 움직임 혹은 운동성을 통해 건강과 생명을 표현한다.

제시된 CST 기본 원리에 대해 닥터 베커는 좀 더 강한 억양으로 "움직이지 않는 것은 죽은 것 Motionless is dead"이라 표현했다. 여러분이 죽지 않고 살아 있다는 것을 어떻게 증명할 수 있을까? 그것은 바로 움직임(motion)이다.
눈동자나 손가락 끝만 움직여도 우리는 여러분이 살아 있다는 것을 금방 알아차릴 수 있다.

해서 우리를 이루고 있는 모든 60억의 세포는 '살아 있음'을 증명하기 위해 일정하게 움직이고 운동하고 있다.
뼈세포도 운동하고 있고 혈액세포도 운동하고 있고 뇌세포도 운동한다. 세포의 일정한 운동성은 티슈(tissue)의 운동성으로 이어지고 곧 기관(organ)의 운동성으로 전달되어 다시 온몸 전체에 퍼진다.
이것은 마치 연못에 던져진 돌 하나가 물 위에 여러 개의 원을 만들어 내는 것과 같다. CST는 인체에서 만들어지는 다양한 운동성 중 최초로 발생한 '뇌의 운동성'에 가장 많은 관심을 둔다. 뇌의 운동성은 바로 연못에 던져진 '돌'과 같다.

CST는 인체의 모든 '생명 운동성'을 만드는 중심인 '뇌의 운동성'을 감지하고 교정함으로써 60억 세포 건강을 보살펴 준다.

– Vidhi

Still Point 2

무릎

무릎 건강,
내 손안에 있소이다!

››› 포지션

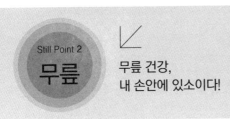

무릎에 손을 접촉하기 위해서는 리시버(receiver : 세션을 받는 고객) 몸의 왼쪽 혹은 오른쪽에 앉거나 서서 가장 편안한 자세로 무릎 양쪽에 손바닥을 감싸듯 놓는다. 이때 몸이 앞으로 기울어지면 압박감으로 인해 운동성 감지가 어려울 수 있다.

너무 가볍게 접촉하거나 강하게 접촉하지 말고 접촉 후 어깨와 팔, 손목의 긴장을 풀고 무릎으로 손이 스며들어 가듯 접촉한다.

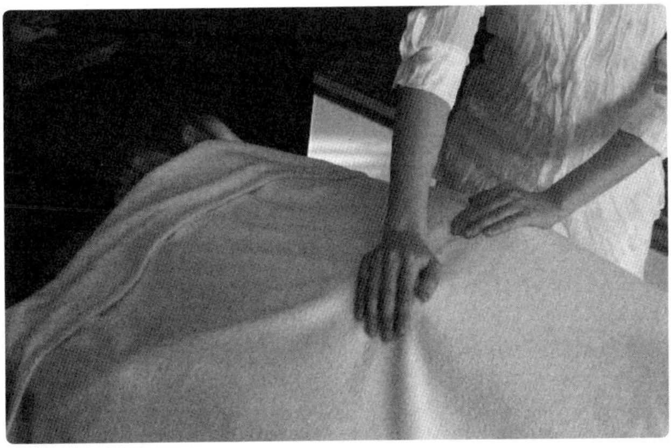

››› 테크닉 간접 테크닉

1. 포지션을 정확하게 잡은 후 호흡을 편안하게 내린다. 시선은 무릎을 보지 말고 고개를 들어 앞쪽을 부드럽게 바라본다.
2. 마음속으로 "무릎의 운동성을 감지한다"라고 말한 후 손바닥을 의식한다.
3. 무릎의 운동성이 나타날 때까지 집중하지 말고 편안하게 기다린다.
4. 운동성이 감지되면 운동성이 긴 쪽에 스틸 포인트를 만든다.
5. 스틸 포인트 5단계 나머지를 천천히 실행한다.
6. 스틸 포인트가 끝나고 운동성이 다시 나타나면 2회~3회 정도 운동성 주기를 감지한다.
7. 확장 운동성이 시작될 때 천천히 무릎에서 손을 뗀다.

››› 치유 효과

- 관절염 치유&완화
- 무릎 냉증
- 무릎 통증
- 오금 통증
- 무릎에 관련된 기능 저하

Still Point 3

장골

부인병,
이젠 안녕!

››› 포지션

리시버의 몸 왼쪽 혹은 오른쪽에 앉거나 서서 장골을 위치를 확인한다. 우리가 접촉해야 할 장골의 위치는 정확하게 장골의 '전상극' 부위이며 이곳은 골반 바지가 딱 걸리는 지점으로 우리가 흔히 골반으로 생각하는 곳이다.

손바닥으로 만져 보면 볼록하게 튀어나온 뼈가 양쪽에 있는데 손바닥으로 감싸듯 양 뼈에 접촉한다. 접촉한 후 어깨, 팔, 손목에 힘을 뺀다.

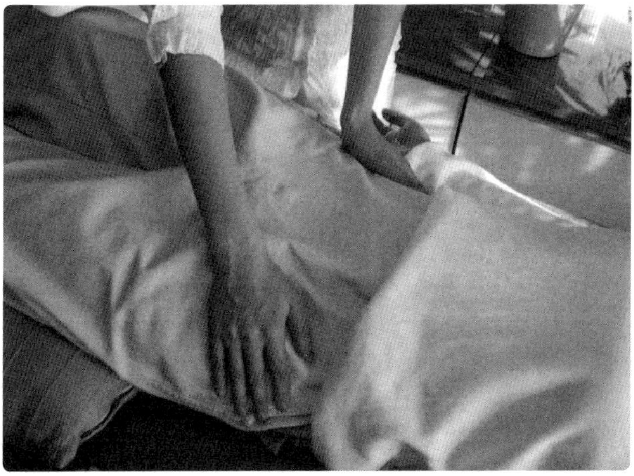

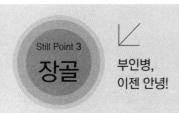

장골 운동성	확장/외회전 수축/내회전

1. 손을 장골극 양쪽에 접촉한 후 자세가 가장 편안하도록 자세 수정을 한다.
2. 운동성을 감지하기가 쉽지 않은 부위이므로 다소 감지에 시간이 걸릴 수 있다.
3. 접촉한 부위는 장골 전체가 아닌 장골의 일부분이나 우리는 장골 전체를 감지한다고 생각하면 된다.
4. 손바닥으로 누르거나 압박하지 않도록 허리를 펴서 시선을 멀리 둔다.
5. 마음속으로 '장골 운동성 감지'라고 말하고 손바닥을 의식한다.
6. 스틸 포인트 5단계를 실시한다.
7. 운동성이 감지되면 2회~3회 정도 주기를 감지한 후 확장 운동성에서 손을 천천히 뗀다.

치유 효과

· 임신 중, 출산 전, 후 분만에 도움

· 하체 순환

· 부인과 질환 예방 및 치유

· 다리 길이 교정

· 좌골 신경통

Still Point 4

천골

하복부 장기의
안정과 기능 향상!

포지션

리시버의 몸 오른쪽 혹은 왼쪽 옆에 앉는다. 무릎 바로 위쪽에 앉는 것이 천골에 접촉하기 편하다. 리시버에게 엉덩이를 들어 달라고 부탁한 후 허벅지 옆에서 사선 방향으로 손바닥을 천정 방향으로 향하게 한 채 미끄러지듯 엉덩이 바로 밑, 천골에 접촉한다.

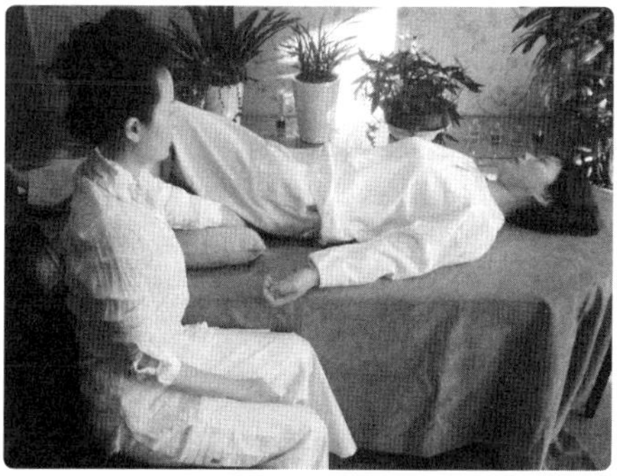

▸▸
리시버가 엉덩이를 살짝 들어
천골 접촉을 도와주고 있다.

접촉한 상태가 편안한지 불편한지를 리시버와 충분히 대화하면서 위치를 조정한다.

>>> 테크닉 익스텐션 스틸

천골 운동성	확장/플랙션 다리 쪽으로 움직인다 수축/익스텐션 머리 쪽으로 움직인다.

1. 천골을 접촉한 후 가장 편안한 자세가 될 수 있도록 자세 수정을 한다.
2. 천골 바로 밑에 놓인 손에 힘을 빼고 마치 쿠션이 된 것처럼 느낀다.
3. 마음속으로 '천골 운동성 감지'라고 말하고 천골 밑에 접촉된 손바닥을 의식한다.
4. 처음 천골 운동성을 감지하는 경우 무게 때문에 손이 쉽게 저리고 아파 감지가 제대로 안되는 경우가 있으나 연습을 지속적으로 하면 천골의 크기만큼 큰 운동성이 감지된다.
5. 스틸 포인트 5단계 실시! 이때 천골의 익스텐션에서 스틸을 만든다.

6. 운동성이 나타나기 시작하면 2회~3회 정도 운동성을 감지한다.

7. 확장 운동성에서 몸을 뒤로 약간 젖히면서 몸무게를 이용해서 손을 미끄러지듯 천골에서 뺀다.

››› 치유 효과

· 불임

· 생리통

· 요통 및 허리 디스크 완화.

· 건강한 배변 & 소화 기능 향상

· 심리적 안정감

덜커덩, 골반이 들썩거리며 저절로 맞춰졌네…

검정색 굵은 테두리가 그녀의 아름다운 눈을 항상 가리고 있다.

밝은 성격에 곁들여진 유머가 그녀를 주변 사람들로부터 빛나게 만들곤 하는데, 그런 그녀의 골반이 또 한 번 우리를 깜짝 놀라게 한 사건이 있었다.

요통을 호소하는 그녀의 천골에 접촉하고 운동성을 감지하는데 여간 빽빽한 것이 아니다.

한쪽으로 기울어진 정도가 심하고 운동성이 더딘 것으로 보아 천골 주변 근막 긴장도는 물론이고 골반이 틀어진 정도가 심해 요추 주변 근육까지 긴장시키고 있는 것 같다.

천골에 스틸 포인트를 만들고 잔잔히 흐르는 음악 소리에 맞춰 내 호흡 또한 편안하게 가라앉고 있을 즈음…

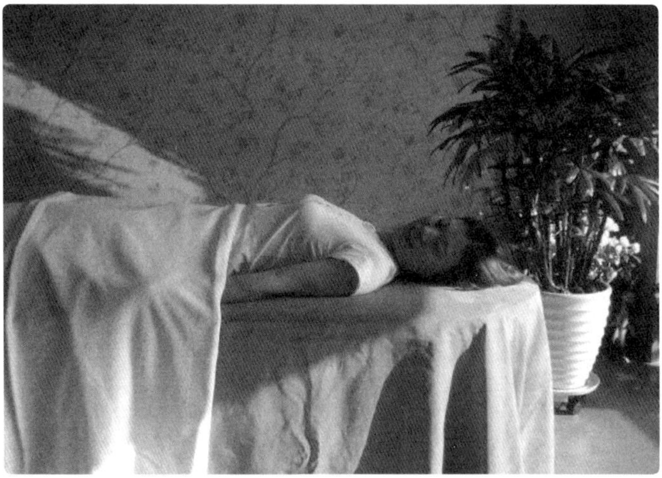

포턴시가 한창 형성되는 중에도 민감한 그녀의 몸들이 'let go' 현상을 보이며 마구마구 긴장을 털어 내고 있었는데, 느닷없이 골반 전체가 뭔가를 강하게 떨쳐 내려는 듯 심하게 요동치더니 깊은 잠에 빠진 그녀가 깜짝 놀라 일어날 정도로 엄청나게 큰 소리가 났다!

"쿠당탕#@$%%"

세션 중에 일어난 예상치도 못한 큰 소리에 행여나 뼈라도 부러졌나 그녀가 대뜸 그 큰 눈을 뜨고 일어나 앉았다. 그러던 그녀가 갑자기 손뼉을 치며 박장대소를 한다.

"아~ 며칠 전에 골반뼈가 많이 어긋나서 이대로 두면 큰일 난다고 정형외과에서 수술을 해야 된다고 그러더라고요. 그게 맞아졌나 보네^^"

대충 설명은 들었지만 그녀의 골반에 도대체 무슨 일 생겼었는지는 모르지만 어쨌거나 CST는 제 할 일을 다한 것이다. 수술 없이 그녀의 골반은 제 힘으로 스스로 교정을 했으니 이보다 더 좋을 수는 없다!!!

- Vidhi

TIP FOR YOU

How to sense craniosacral motion?

_ 곁눈질로 감지하기

감지하려는 마음을 먹는 순간부터 여러분의 손과 팔, 목은 긴장이 된다.

미세한 운동성에는 이것 또한 심한 압박감이 될 수 있다.

두개천골 운동성을 제대로 감지하기 위해서는 여러분의 긴장이 상대방에게 전달되면 안된다.

마치 안 보는 척하면서 "곁눈질"로 보는 것처럼, 감지를 안 하는 척 딴청을 부려야 감지가 잘된다.

딴청을 부릴 때 여러분은 집중을 안 하게 되고 집중을 안 하면 미세한 운동성에 방해가 될 정도의 긴장이 전달되지 않는다.

두개천골 운동성을 잘 감지하려면 '감지하려는 마음'을 비우고 집중하지 말고 기다린다.

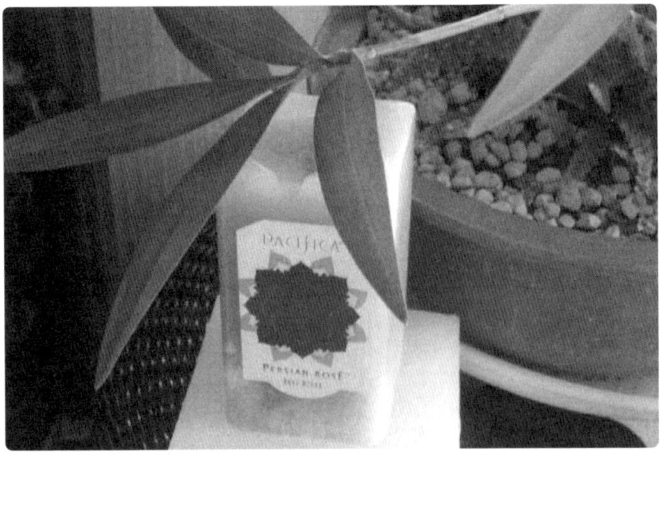

_ CST 베이비 5호, 그 출생의 기쁨!

아직도 그날의 "감동"이 가슴속에서 생생하기만 하다.
희뿌연 태지를 바른 채 갓 세상 속으로 뛰어든 "하얀 성자!" 그는 다름 아닌 CST 베이비 5호 대동이(태명)였다. 10개월간의 좁은 공간을 벗어나 넓디넓은 세상이 어색한지 두 팔이 간헐적으로 부르르 떨리며 방향을 잃고 공중에서 푸드득거린다.
"두 손을 모아서 잡아 주시면 돼요..."
대동이 엄마 양진님께서 출산으로 인한 "피곤함"과 "후련함"이 오묘하게 섞인 표정으로 내게 이렇게 말한다. 불과 20분 전만 해도 나는, 가슴을 졸이며 대동이의 탄생을 조마조마하게 기다리고 있었다. TV에서 늘 봐 오던 엄마의 고통 어린 기합과 함성 소리가 그리 요란하게 들리지 않아 아이를 참 조용하게 낳는구나! 했다.

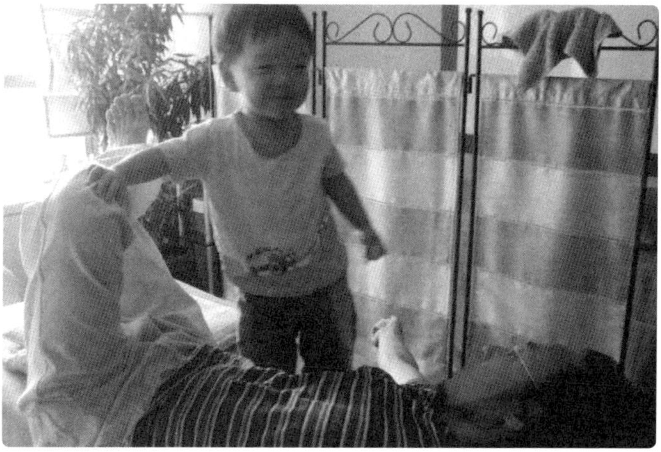

허나 막판의 산통은 양진님의 굵직한 기합 소리를 두어 번 만들어 내면서 연이어 대동이의 우렁찬 울음소리가 들리는데 소리만으로도 "사내아이"구나 했다. 어쩜 허스키한 그 울음소리도 어찌나 신비롭게 들리는 건지… ㅠㅠ

_ CST는 자연스러운 분만 촉진제

양진님이 아카데미로 전화를 걸어온 것은 진통이 20분 간격으로 진행되면서부터다. 칸과 나는 저녁도 마다하고 냅다 양진님네 집으로 달려갔다.

의외로 덤덤한 표정으로 진통을 겪어 내고 있는 양진님을 보고 칸은 속도 모르고 "별로 안 아픈가 봐요?"라고 물어 양진님의 실소를 자아냈다. 차를 타고 가는 길에 평소엔 입도 안 대던 피자 한 판을 사서 저녁으로 때우고 양진님보다 내가 흥분되고 들떠 엄청난 수다를 떤 기억이 난다.

조산원에 도착하니 밤 11시 30여 분이 되었는데 산파 원장님께서 양진님을 진단한 결과, 앞으로 4시간~6시간 후에나 애를 낳겠다고 한다. 허니 집에 가서 기다렸다가 새벽 4시에 오라고 지시!

우리는 소풍 가는 기분으로 다시 한꺼번에 차를 타고 양진님네에 도착, CST 세션에 돌입!

아무래도 둘째 출산이라 첫째 때보다 더 두려움과 불안감이 크다고 한다.

그 긴장감이 엄마가 문을 잘 열지 못하고 통증을 유발하는 듯…

먼저 천골 운동성을 감지해 보니 플렉션 운동성이 이미 가동되어 있어 쉽게 스틸 포인트가 만들어진다. 진통이 훨씬 부드러워지면서 양진님의 티슈 또한 이완이 된다.
아이의 움직임이 손으로 감지되는데 아이가 굴착기로 땅을 파는 듯한 형태로 움직이자 엄마의 몸이 수축되어 아이의 운동성과 충돌이 일어난다.
엄마와 아이의 운동성이 서로 충돌이 되자 자연 몸에 저항이 발생하고 통증이 생기는 것 같다. 천골에 스틸 포인트가 만들어지는 것만으로도 엄마는 편안해지고 진통이 훨씬 부드러워진다고 말한다.
세션이 끝나자 모두 한숨 자고 조산원으로 갈 요량으로 불을 끄고 누워 있는데 양진님께서 갑자기 진통이 6분 간격이라고 말씀하시더니 양수 겉층이 터졌다고 한다. 조산원에서 돌아온 지 30분도 채 되지 않았다. 아무래도 CST 세션이 분만을 촉진시킨 듯했다.
우리는 다시 옷을 챙겨 입고 부랴부랴 조산원으로 달려갔다. 산파는 이미 전화를 받고 아이 받을 준비가 끝났다. 산파와 함께 들어간 양진님, 불과 20분도 안돼 대동이가 탄생했다. 모든 일이 얼마나 순조롭게 진행이 되었는지....
이 소중한 경험을 주신 양진님과 대동이 그리고 대동이 아빠 상헌님께 감사드린다.
또한 내 자신이 CST를 필요할 때 올바르게 쓸 수 있음에 감사한다! 이 경험이 내게 준 소중한 말 한마디,

"몸은 대우주이며
오묘한 질서 안에 놓여 있다."

Fascia Release

근막 FASCIA

두개천골계에 속해 있지 않음에도 불구하고 두개천골 운동성에 큰 영향력을 행사하는 "근막계"의 존재와 운동성, 감지법을 소개한다.

1. 근막(fascia)이란 무엇인가?

의학 용어 사전에서 파샤(Fascia)를 찾아보면 이렇게 정의되어 있다.
"근막, 생체의 근(육) 및 여러 종류의 기관을 싸고 있거나 피부의 심층에 있는 섬유 조직의 얇은 층이나 대상 구조물"

우리가 아무리 뛰고 뒹굴어도 우리의 내장과 척추, 손, 팔, 다리는 언제나 그 자리에 있다.

나무 높이만큼 점프를 한다고 해도 그 힘 때문에 폐나 심장이 어깨 위로 출렁이지 않는다.

우리의 다양한 움직임에도 '인간의 형태'가 흐트러지지 않고 인간으로서의 품위를 유지할 수 있게 하는 것이 바로 '파샤(fascia) : 근막'이다. 근막은 우리가 일상적으로 사용하는 '랩'과 같다. 필름처럼 얇은 랩이 우리 몸 안에 있는 모든 것을 섬세하게 감싸고 보호한다. 장을 싸고 있는 장낭, 심장을 싸고 있는 심장낭, 근육을 싸고 있는 근막, 가장 미세하게는 세포를 싸고 있는 세포막이 있으며 가장 외층으로는 피부가 있다.

우리 몸은 마치 거대한 페스튜리 빵처럼 수천 겹의 얇은 막으로 만들어진 생명체 같다.

근막에 의해 장(소장, 폐, 심장 기타)들은 독립적으로 움직일 수 있으며 마찰로 인해 발생할 수 있는 염증이나 출혈을 막을 수 있다. 근막은 인체를 구성하는 모든 존재에게 고유의 독립적 영역을 배분하고 동시에 하나 된 유기체 역할을 할 수 있게 한다. 우리 몸은 머리끝부터 발끝까지 근막으로 연결되어 있으며 '근막 연속성(fascia continuity)'이라는 특징을 통해 신경계의 지배를 받는다.

››› 2. 근막의 운동성은?

주로 수직 방향(longitudinal direction)으로 연결되어 연속성의 특질을 나타내는 근막은 미세한 활주(gliding&sliding) 운동성을 허락한다. 근막계가 표현하는 미세한 운동성은 신경계를 통하여 두개천골계의 리드믹컬한 운동성에 상응하며 지속적으로 유지된다.

››› 3. 근막계의 운동성이 두개천골계에 미치는 영향은?

활주 운동성이 제한당하거나 운동성이 정지되는 경우 근막계는 두개천골계 내부의 뇌척수막과의 긴밀한 연결성을 통해 비정상적인 두개천골 운동성을 일으킬 수 있다. 말하자면 근육이 뭉쳤을 뿐인데 그것 때문에 척추가 틀어지고 틀어진 척추 때문에 신경이 압박을 받는 이치와 같다. 흔히 장 기능이 떨어지면 허리 통증을 동반하게 되고 허리가 안 좋으면 결국 장 기능이 떨어지는 경험을 하게 된다.

해서 CST는 두개천골계가 아님에도 불구하고 두개천골 운동성에 지대한 영향을 미치는 근막 운동성을 감지하고 교정하여 보다 통합적이고 전체적인 건강의 조화를 이루고자 한다.

››› 4. 주로 어떤 근막이 두개천골계에 영향을 미치나?

두개천골계에 영향을 미치는 주된 근막은 주로 '횡 방향'으로 형성된 근막이다.

씨실과 날실 같은 종측 근막과 횡측 근막의 교차로는 교통 체증 지역처럼 '긴장 다발 지역'이다.

횡측 근막은 주로 두 뼈가 만나는 관절 부위 즉, 발목, 손목, 손가락 마디, 무릎 등이나 인체에 특별히 나누어야 할 구역이 있는 곳에 형성된다.

발목이나 손목의 잦은 통증이나 무릎에 쉽게 염증이 발생하는 것도 종측과 횡측으로 관통하는 두 근막의 긴장이 혈액 순환 문제나 근육, 신경에 영향을 미치기 때문이다.

근막 연속성에 문제가 생기면 유착, 염증, 협착, 기능 장애, 순환 문제 등을 의심할 수 있다.

TIP

두개천골계의
5개 주된 횡측 근막을 안내합니다!

· 골반강 하부를 이루는 골반 격막
· 복부강과 흉부강을 분할해 주는 횡격막
· 쇄골 바로 밑에 형성된 인후두 격막
· 설골을 지지하고 있는 근막
· 경추1번과 후두골저를 받치고 있는 막

Fascia Release

근막 해소 테크닉 7단계

소개될 테크닉은 모든 횡측 근막 해소에 적용되며 횡측 근막 운동성은 양 방향에서 중심에서 외측으로 외측에서 중심으로 리드믹컬하게 움직인다.

1단계

해당 부위에 손을 전후면으로 마주보게 놓고 어깨, 팔, 손의 긴장을 완전히 뺀다.

2단계

손이 마치 물이 스펀지에 스며드는 것처럼 몸속으로 녹아들어 간다고 생각한다. 매트릭스에서 네오가 '트리트니의 심장에서 총알'을 빼는 장면을 상상하면 도움이 될 것이다.

3단계

전후면의 양손이 마치 맞닿았다고 느껴지면 여유를 가지고 근막 운동성이 감지될 때까지 기다린다.

4단계

중심선에서 횡측으로 미끄러지듯 이동하는 근막의 운동성을 따라가다 제한 지점에서 멈추면 5g의 보이지 않는 장벽을 형성하고 제한이 해소될 때까지 기다린다.

5단계

스틸 포인트가 형성되면 제한을 해소할 포텐시 형성으로 근막이 스트레칭을 하듯 더 멀리 이동한다. 제한이 해소될 때 티슈가 부드러워지거나, 열이 나거나, 치유 맥박이 발생할 수 있다.

6단계

반대 방향으로 다시 움직여 가서 똑같은 방식으로 제한을 해소한다.

7단계

천천히 손의 접촉을 뗀다. 먼저 등 밑에 접촉된 손부터 뗀 후 다음, 상방(몸 앞면)에 놓여진 손을 천천히 부드럽게 떼면서 세션을 마무리한다.

TIP

근육이나 피부를 밀지 마세요!

근막의 운동성 감지가 의외로 어려워 자기도 모르게 근육이나 피부를 밀면서 운동성을 만들고 있는 초심자들이 많다. 두개천골 운동성은 우리가 만드는 것이 아니다.
운동성을 억지로 만들면 CST가 아니라 '마사지' 혹은 '운동 요법'이 된다는 사실을 명심하자!

Still Point 5

골반

골반 격막 해소
방광 기능과 생식기 기능 향상

››› 골반 격막의 구조 & 기능 Pelvic Diaphragm

골반 격막은 생식 격막이라고도 하며 항문 거근과 미골근 등이 이에 포함된다. 골반 격막은 골반강 하부를 감싸고 있어 생식기는 물론 방광, 요도, 직장, 항문 등이 생리적 기능을 할 수 있도록 튼튼한 지지대 역할을 한다.

골반 격막의 과다 긴장은 골반강 내의 혈액 순환 및 신경근골격계에 영향을 미쳐 하복부의 장기 기능 저하는 물론 골반 뼈의 뒤틀림 현상을 만들기도 한다. 골반 뼈가 중심선에서 틀어지면 척추는 물론 턱의 구조까지 문제를 야기할 수 있다. 유연하고 탄력적인 골반 격막은 마음의 안정과 '접지(grounding)'감을 주어 안정적인 심리 상태를 만들어 준다.

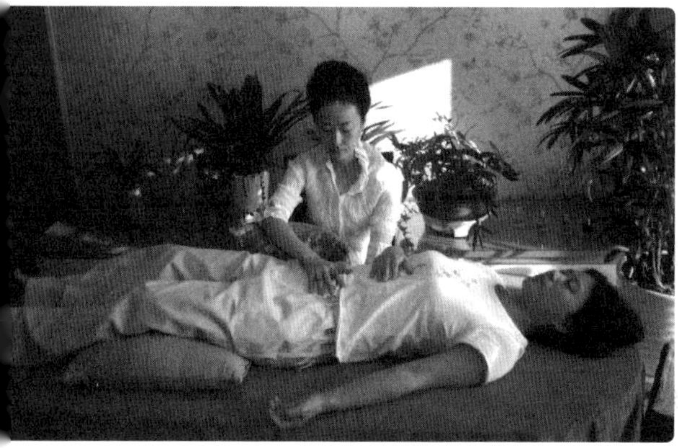

››› 포지션

리시버의 왼쪽 혹은 오른쪽 옆 골반극 바로 옆에 의자를 놓고 마주 앉는다. 한 손은 천골 밑으로 미끄러지듯 들어가고 나머지 한 손을 골반극을 기준으로 두 골반극 사이 배꼽 바로 아래 부분에 손바닥을 펼쳐 놓는다. 하복부 위에 놓인 손의 팔꿈치가 뜨지 않도록 쿠션이나 작은 베개로 받쳐 준다.

››› 테크닉 골반 격막 해소 7단계

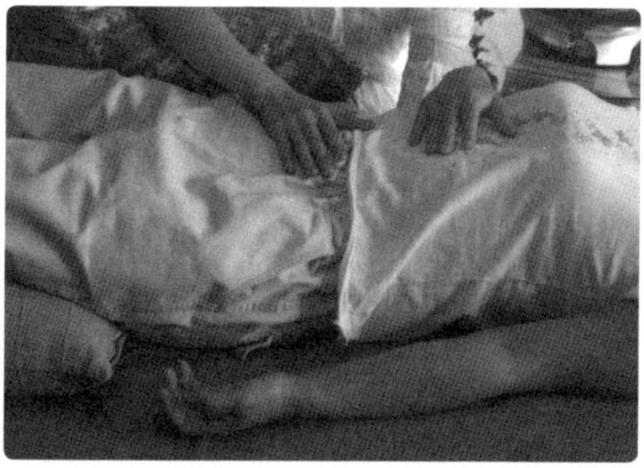

››› 치유 효과

· 방광 기능 향상
· 치질&변비
· 요실금 완화
· 생식기 기능 강화
· 요도염 완화
· 접지감

Still Point 6

횡격막

횡격막 테크닉
편안한 호흡과 활기찬 대인 관계

››› 횡격막의 구조 & 기능 Resparitory Diaphragm

횡격막은 흉부강과 복부강을 분할해 주는 횡측의 가장 큰 격막이다. 우리가 호흡할 때마다 위아래로 오르내리고 '답답하다'고 느낄 때 쓸어내리는 곳이라 우리에겐 가장 친숙하다. '딸꾹질'이라 불리는 '횡격막 경련'도 갑자기 놀래거나 긴장을 했을 때 흔히 겪는 일로 물을 마시거나 숨을 참는 방법으로 놀란 횡격막을 진정시키기도 한다.

횡격막은,

· 대동맥과 대정맥, 식도 등이 통과
· 경추 3, 4, 5 신경이 지배
· 기분 상태, 스트레스, 화, 분노에 민감
· 과다 긴장 시 호흡 장애, 목의 과다 긴장, 위 기능 장애를 유발

위에 나열된 횡격막 기능 장애 시 횡격막 해소 테크닉이 큰 도움이 될 것이다. 더불어 횡격막은 두개천골계에 배치된 에너지 센터, 제3의 차크라가 있으며 제3의 차크라는 '자신의 파워와 대인 관계'를 상징한다.

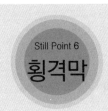

››› 포지션

우리가 흔히 명치라고 부르는 곳은 해부학적으로 검상돌기 바로 아래다. 횡격막 접촉에는 두 가지 방법이 있는데 그 한 가지는 명치를 중심으로 양손을 포개듯 전후면(몸 앞쪽-등쪽)에 접촉하는 방식이고 다른 한 가지는 그림에서 보여 주듯 양쪽 갈비뼈 하부에 양손을 접촉하는 것이다.

후자의 경우 세션 테이블 좌우측 중 한쪽에 서서 편안하게 기댄 후 리시버의 양쪽 갈비뼈(젖가슴 바로 아래)에 부드럽게 양손을 놓으면 된다. 접촉한 후 양손, 팔, 어깨, 목 긴장을 빼고 편안하게 기다린다.

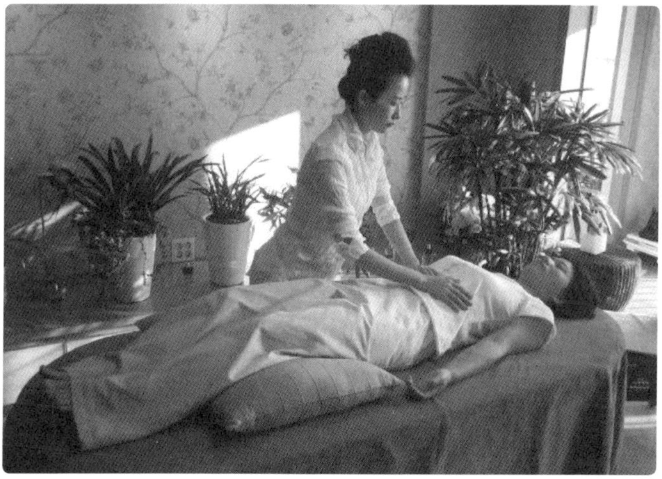

››› 파샤 해소 테크닉 7단계

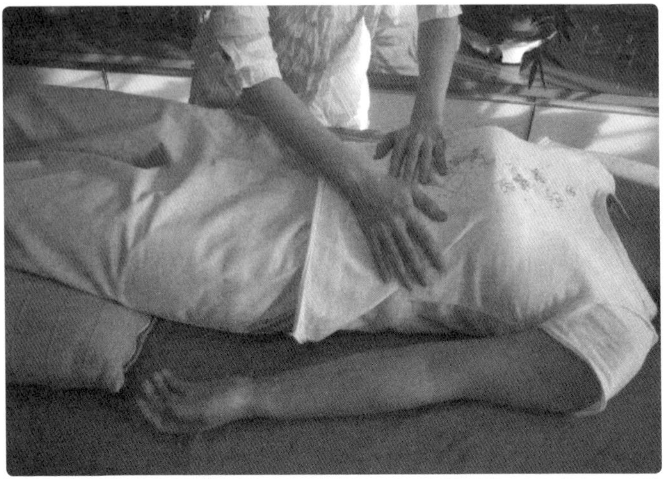

TIP

리시버의 호흡을 따라가면
길을 잃는다!

두개천골계에 위치한 횡측 근막 중 리시버의 호흡 때문에 근막 운동성을 감지하기 가장 어려운 곳이 바로 이곳이다.
호흡을 따라가지 말고 호흡보다 더 밑에 존재하는 운동성에 의식을 두어야 제대로 근막 운동성을 감지할 수 있음!

TIP
FOR
YOU

에피소드

_ 담석이 저절로 빠져나갔네!

폐결핵 후유증으로 한, 양방의 약을 오랫동안 복용해 오면서 몸의 자연 치유력을 많이 상실한 그녀는 전통적인 한국의 며느리였으며 아내였고 어머니였다. 그런 그녀가 가진 타이틀답게 제대로 표현하지 못하고 참고 살았던 것이 가슴속에 열꽃이 되어 폐 기능을 떨어뜨리고 자괴감과 자기 연민을 만들었던 것 같다. 나는 그녀의 세션 때 특별히 행한 세레머니가 있었는데 이것은 그녀만을 위한 나의 치유 비법이었다.

오라 소마 퀸트 엣센스 중 연한 보랏빛이 도는 '팔라스 아테네'라는 향기로 그녀의 내부에 웅크리고 있는 '여왕'의 모습이 깨어나도록 북돋워 주었고 또한 그녀를 여왕이라 여기고 세션에 항시 임하였다. 세션의 횟수가 늘어날수록 그녀는 스스로 표현하는 방법을 알게 되고 가끔은 수다스럽기까지 했으며 어느 날은 더 밝고 활달한 모습으로 내 앞에 나타났다.

"병원엘 갔는데요. 글쎄... 원래 담석이 있어서 레이저로 수술을 하려고 그랬는데 수술하기 전에 한 번 더 검사를 해 봤더니 이게 감쪽같이 사라진 거에요. 의사 샘 말로는 자연스럽게 빠져나갔다는 거에요!!!"

무뚝뚝하기만 하던 그녀의 얼굴에 약간 생뚱맞지만 애교가 섞이고 있었다. 순환 장애가 심했던 그녀에게 횡격막 해소 작업을 하다 오른쪽에 이상한 형태로 티슈가 수축되어 있는 것이 감지되어 그것을 해소시켰던 기억이 났다.

그간 행했던 체액 순환 작업과 횡격막 오른쪽 근막 해소 작업을 통해 정화 능력을 되찾은 몸이 스스로 담석을 밀어낸 것이다.
장하다, 몸! 훌륭하다, 여왕!

– Vidhi

Still Point 7
인후두

인후두 격막 해소
울화증을 풀어 몸의 기운을 돌린다

››› 인후두 격막의 구조 & 기능 Thoracic in let Diaphragm

인후두 격막은 흉골, 쇄골, 견갑골, 갈비뼈, 흉곽 등의 뼈에서 기시한 근막들에 의해 잘 짜인 그물처럼 구성되어 있다. 이곳은 경추 하부와도 연결되어 있어 목, 어깨, 견갑골로 이어지는 근육통, 근막통, 견비통 해소에 적합하다. 뇌외로 배출되는 정맥혈관이 통과하고 흉부 임파가 배출되는 요충지라 격막의 과다 긴장은 체액의 정체 현상을 빚기도 한다. 이곳에 발생하는 '울혈(congetion)'은 흔히 "울화증"의 원인이 된다.

"화, 분노, 억압"이라는 감정으로 인해 인후두 격막이 과다하게 긴장하면 이곳에 체액이 정체되는 것은 물론 억압이 생기면서 아래로 내려가야 할 체액이 성난 파도처럼 위로 다시 솟구쳐 오른다.

이런 상태가 발생하면 우리는 누가 시키지 않아도 "울화통이 터진다"라고 말하게 된다. 이곳은 5번째 차크라 비슈디(vishuddi)가 위치하고 있으며 폐, 기관지, (부)갑상선에 영향을 미친다.

››› 포지션

의자를 고객의 어깨선까지 이동시킨다. 먼저 한 손으로 고객의 어깨를 부드럽게 들어 올리면서 다른 한 손으로 손바닥 끝이 경추 7번에 닿도록 하고 접촉한다.

다음, 나머지 손은 쇄골의 '브이'자 모양에 엄지와 검지를 펼쳐 경계선에 닿게 한 후 나머지 손가락은 모아 손바닥과 함께 부드럽게 접촉한다. 전방의 손이 쇄골 경계선을 훌쩍 넘지 않도록 주의한다.

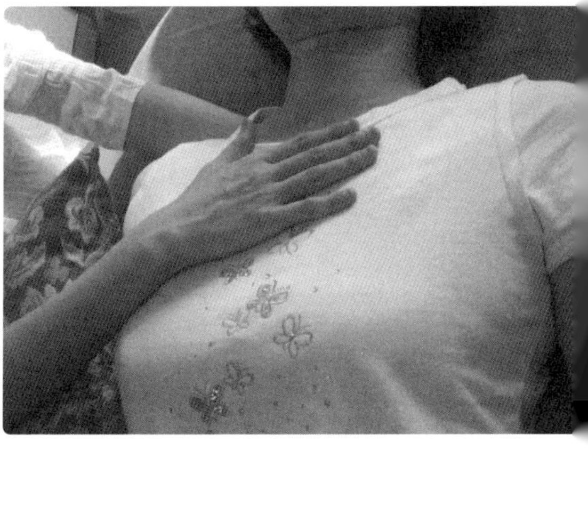

››› 근막 해소 테크닉 7단계

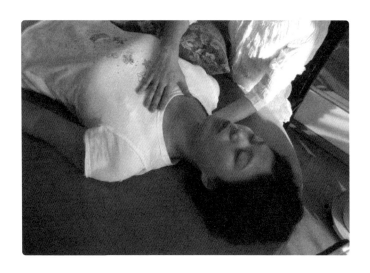

››› 치유 효과

· 오십견, 견비통 해소

· 울화증 해소

· 심장, 폐 기능 강화

· 유방암 예방 및 치유

_ 유방암이 진행을 멈추다!

얼마나 가슴을 태우고 말을 못하고 살아왔으면 부은 그녀의 얼굴만큼이나 가슴에 멍이 들어 있다.
좌우가 극명하게 나뉘어져 체액 배분의 불균형이 심각하고 뇌막 긴장도는 물론 뇌척수액의 순환 문제로 인해 그녀의 몸뿐만 아니라 정신 건강까지 위협받고 있었다. 정신과에서 약을 처방받아 복용해 왔던 그녀는 유방암 발생 이후 양방보다 자연 요법 혹은 대체 의학에 더 많은 신뢰를 갖고 양약 복용을 모두 중지한 채 철저한 섭생으로 '암과의 전쟁'을 벌이고 있었다.
물론 유방암 1기를 막 지났기 때문에 병원에서는 수술만으로도 완치가 가능하다고 장담했지만 그녀는 자신의 힘으로 암을 이겨 내길 원했고 그 한 가지 방법으로 CST를 시작하였다. 첫 세션에서 그녀는 "너무 편안한" 기분에 CST를 깊이 받아들였고 CST를 통해 체액 순환은 물론 뇌막 긴장과 심장으로부터의 압박감이 해소되면서 그녀의 컨디션은 이전보다 많이 개선되어졌다. 한쪽으로 심하게 쏠린 체액 배분이 전보다 훨씬 나아지면서 시베리아의 꽁꽁 얼어붙은 영토 같았던 그녀의 인후두 격막이 드디어 녹아들 때쯤... 그녀가 정기적인 병원 진단을 받았다.
진단 결과는 유방암 1기가 아닌 초기 상태. 암이 성장을 멈추었을 뿐만 아니라 오히려 세력이 약해졌다!

이젠 수술 없이도 그녀는 그녀의 힘으로 암을 이겨 낼 수 있다는 확신과 자신감을 갖게 되었고 그녀의 봄날같이 녹은 가슴에 CST는 한껏 온기를 불어넣어 주었다. 가슴이 언제나 봄날 같았으면 좋겠다~

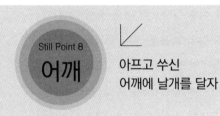

– Vidhi

Still Point 8

어깨

아프고 쑤신
어깨에 날개를 달자

››› 포지션

어깨부터는 리시버의 머리 위에서 테크닉을 행하여야 한다.

인간은 심리적으로 누군가가 '머리맡에 앉아 있다'라는 느낌만으로도 부담감을 느끼거나 답답해 할 수 있으므로 적당한 거리를 두고 앉는 것이 중요하다.

리시버의 머리는 세션 테이블에서 손 한 뼘 길이만큼 거리를 남겨두고 놓여 있어야 하며 기버(giver : 세션을 행하는 사람)는 팔꿈치를 세션 테이블에 놓아 보고 어깨와의 거리를 가늠해 본다.

어깨의 동그란 뼈 위에 양 손바닥을 감싸듯 올려놓아야 하며 이때 어깨 측면이나 후면을 감싸지 말고 바로 윗부분을 감싸면 더 감지가 잘된다.

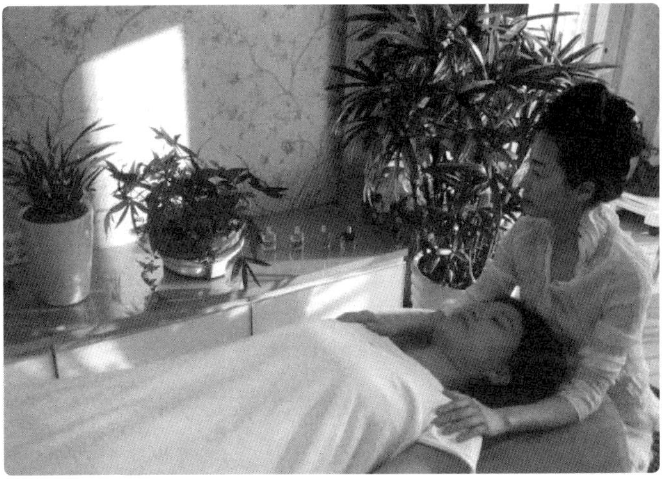

테크닉

어깨 운동성	확장 주기-외회전 ㅣ 수축 주기-내회전

1. 어깨에 손바닥을 감싸듯 접촉한 후 고개를 15도 각도로 약간 돌린다. 기버의 숨결이 리시버의 얼굴에 닿으면 긴장되고 불쾌할 수 있어 세션 에티켓으로 여기면 되겠다.

2. 어깨, 팔, 손목에 힘을 빼고 팔꿈치에 무게 중심을 실어 접촉한 손에는 힘을 주지 않도록 유의한다.

3. 스틸 포인트 5단계를 실시한다.

4. 운동성이 나타나면 2~3회 주기를 더 감지해 본다.

5. 확장 주기에서 천천히 손을 뗀다.

››› 치유 효과

- 어깨 근육통
- 팔 근육통
- 어깨 근육 근초염
- 습관성 어깨 탈골증
- 어깨뼈 골절 후 후유증
- 심리적 부담감 해소

TIP FOR YOU 에피소드

_ 팔 빠지는 것도 고쳐요?

사람 좋은 얼굴로 언제나 싱글거리는 모습에서 그늘진 데라곤 찾아볼 수 없었다. 그랬던 그가, 밤이면 저절로 빠져 버리는 어깨 때문에 꽤 오랫동안 고생했던 모양이다. 친분은 있었어도 CST가 정확하게 어떤 메커니즘의 치유 기술인지 서로 깊은 대화가 없었던 터라 그는 자신이 겪는 고통에 대해 전혀 언급하지 않았었다. 내가 고객과 나누는 대화를 언뜻 듣고서야 비로소 자신의 증세에 CST가 적합할 수도 있겠구나 싶었는지 대뜸, "팔 빠지는 것도 고쳐요?"라고 물었다. 처음에는 팔이 당장 빠진 줄 알고 얼마나 놀랐던지 눈을 둥그렇게 뜨고 그의 팔을 향해 달려드는 나를 조용히 막아 내며 이렇게 말한다.

"아니, 지금 빠졌다는 게 아니고 있잖아요. 습관성 어깨 탈골증, 그게 병명이거든요. CST가 도움이 될까 해서요."

물론이다. 그의 어깨 운동성을 감지해 보니 습관적으로 팔이 빠질 수밖에 없겠구나 싶었다.

오른쪽 어깨 운동성이 너무 느린데다 근육이 헐거워 어깨를 제대로 지지해 주질 못하고 있다.

이런 상태라면 어깨에 조금만 힘을 줘도 쉽게 팔이 빠지고 이런 상태가 여러 번 반복되다 보니 근육이 탄력을 잃어 그야말로 파김치 같다.

어깨 운동성은 물론 오른쪽 어깨의 비정상적인 운동성으로 인해 발생한 몸 전체의 불균형을 시간을 두고 해소해 나가니 젊은 그의 육체가 내가 주는 치유 테크닉을 거뜬히 소화시켰다.

이제 그의 어깨는 더 이상 옛날의 헐거운 어깨가 아니다. 탄력적이고 탄탄한 근육이 받치고 있는 어깨, 옛날의 나를 잊어라. 새로운 내가 나가신다. 할할할~~~

– Vidhi

Still Point 9
AO

AO 근막 해소
아~하! 뇌의 숨통이 트인다!

››› AO 근막 해소 "Atlas-Occiput fascia release"

AO(Atlas-Occiput)는 경추 1번과 후두골이 관절하고 있는 부위를 말하며 두 뼈 사이에는 디스크가 없는 대신 많은 근육이 지지하고 있어 쉽게 긴장이 발생한다.

경정맥공을 빠져나가는 뇌신경-부신경, 미주 신경, 설인 신경-과 정맥혈관이 통과하고 있어 뇌내 혈액 순환과 뇌신경 기능에 직접적으로 연결되어 있다.

신화 속에 등장하는 아틀라스는 하늘을 떠받치고 있고 우리 몸의 아트라스, 경추 1번은 두개골을 떠받치고 있다. 이곳은 우리가 정확한 명칭을 모를 뿐 아주 친근한 곳이다.

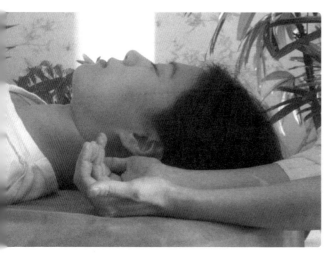

뒷목이 뻣뻣해지거나 당겨서 머리가 띵할 때 마치 막힌 것을 두드려서

내리기라도 하듯 우리는 본능적으로 뒤통수를 주먹으로 친다. 여러분의 주먹세례를 받는 곳이 바로 AO 주위에 형성된 튼튼한 근육들이며 우리는 여기서 주먹을 치지 않고도 부드럽게 풀어 줄 수 있는 테크닉을 소개하고자 한다. AO 근막 해소 테크닉을 통해 뒷목을 조르던 긴장이 해소되면 뇌내 혈액 순환이 원활해지면서 풍부한 산소 공급으로 뇌의 숨통이 트이게 된다!

CST 세션을 받는 대부분의 고객들이 가장 선호하는 이 테크닉은 '뇌 건강'을 위해 필수적이다.

››› 포지션

뒷머리를 만져 보면 머리카락 끝나는 지점 바로 아래 뼈와 근육이 구분되는 경계선이 있다.

그 경계선에 양손의 손가락이 가지런히 접촉할 것이다.

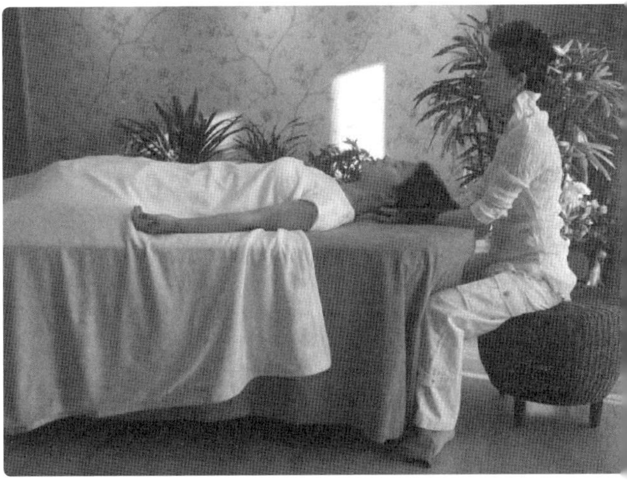

››› 테크닉

1. 리시버의 머리맡에 적당한 거리를 두고 앉아 귀 양쪽에 손바닥을 바닥에 닿도록 놓는다.
2. 마치 두 손으로 물을 퍼 담듯이 양손이 중앙으로 미끄러지듯 들어오면서 손바닥으로 뒷머리(후두골)을 받친다.
3. 다음 경계선을 찾아 엄지손가락을 빼고 나머지 네 손가락을 약간 구부려 충분히 접촉한 후 팔, 손, 어깨에 힘을 뺀다.
4. 손가락 끝의 온기로 접촉한 부위를 녹인다라고 생각하며 기다린다.
5. 근막 운동성이 감지되면 근막 해소 테크닉 7단계 실시!

주의 _ 이 테크닉은 전문가 과정에서 행하는 AO 해소 테크닉과 전혀 다른 테크닉으로 손 포지션 또한 다르다. 이 테크닉은 일반인을 위해 필자가 개발한 CST 응용 테크닉이다.

TIP

근막 해소 테크닉 :

손가락에 힘이 들이가면 근육이 저항한다.
손가락에 힘을 빼고 손가락 끝의 온기로 근육을 '녹인다'라고 생각한다. 손가락에 힘이 들어갈수록 우리는 깊은 근막층에 도달하기 힘들다.
겹겹이 층층으로 위치해 있는 근막을 전체적으로 풀기 위해서는 손가락 끝을 부드럽게 만들고 부드러움으로 깊이 스며들어 가야 한다. 강하면 밀어낸다!

치유 효과

· 뇌내 혈액 순환

· 만성 피로 증후군

· 뇌신경 기능 강화

· 뇌내 울혈 해소

· 울혈성&근육 긴장성 두통 해소

· 불면증

· 눈, 턱 긴장 해소

Still Point 10 CV4

내 몸 안의
만병통치약!

CV4 제4뇌실 압박법 the compression of the fourth ventricle

후두골 앞쪽에 뇌척수액으로 채워진 공간, 제4뇌실이 있다.

뇌신경 10개가 지나가고 뇌척수액의 배분이 일어나는 제4뇌실을 후두골과 함께 스틸 포인트를 만들면 뇌신경을 이완시키고 뇌척수액의 공급이 원활해져 인체 전반에 걸쳐 물의 흐름이 좋아진다. 이 테크닉은 뇌척수액의 생산을 자극하면서 동시에 적절한 배분이 일어나게 도와줄 수 있다.

포지션

후두골 운동성	손바닥에 놓인 후두골이 중심에서 바깥으로 out/플랙션 바깥에서 중심으로 in/익스텐션

플랫 핸드 포지션

CV4 포지션에는 보편적으로 '배구 토스' 모양의 핸드 포지션이 많이 알려져 있고 셔덜랜드 방식에는 두 손바닥을 포개는 핸드 포지션이 있다.

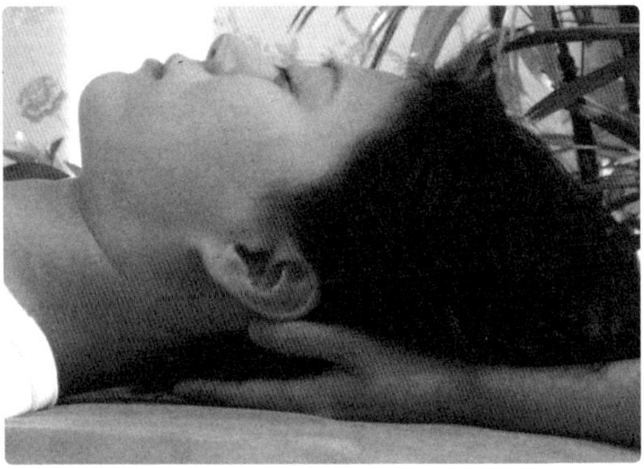

여기서는 치유 효과에는 큰 차이가 없으면서 좀 더 편안한 핸드 포지션인 '플랫 핸드 포지션'을 소개한다. 이 포지션은 저자가 업레저 방식과 셔덜랜드 방식을 경험한 결과 나타난 가장 평범하면서 가장 편안한 자세다. CV4 테크닉도 세월이 흐를수록 더 진화한다.

››› 테크닉

1. 리시버의 머리 위에 적당한 거리(머리에 터치했을 때 팔이 수평이 될 수 있는 거리)를 두고 앉는다.
2. 양 손바닥이 하늘을 향하게 리시버의 양쪽 귀 옆에 둔다.
3. 목 밑의 빈 틈으로 부드럽게 들어가 윗방향으로 손바닥을 끌어 당기듯 후두골 밑으로 들어간다.

   - 이때 머리카락에 손가락이 끼지 않도록 주의하고 머리카락이 끼였을 경우 리시버에게 머리를 살짝 들어올려 달라고 부탁하면 머리카락이 자연스럽게 정리된다.

4. 스틸 포인트 5단계 실시!(익스텐션에서 스틸)
5. 후두골 운동성이 나타나기 시작하면 2회~3회 주기를 감지한다.
6. 플랙션에서 손을 부드럽게 뗀다.

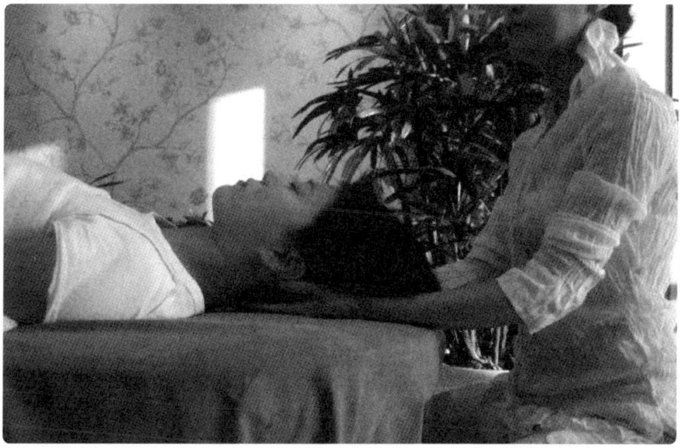

두개골에서 자연스럽게
손을 떼는 법!

TIP

CST를 행할 때 손을 접촉하고 떼는 방식 또한 테크닉의 일부라고 생각해야 한다.
테크닉을 통해 깊은 이완에 들어간 리시버가 여러분이 손을 '훽' 혹은 '확' 떼는 바람에 이완 상태가 깨진다면 다 된 밥에 재 뿌린 격이 될 것이다. CV4에서처럼 후두골에 접촉된 경우 팔꿈치를 옆으로 벌리면 손바닥이 "V"자로 벌어지면서 머리가 자연스럽게 손바닥에서 내려온다. 다음 손가락 전체를 목 쪽으로 밀듯 내려가 옆으로 빠져나오면 여러분은 전문가를 능가하는 훌륭한 솜씨를 발휘할 수 있다.

››› 치유 효과

· 급성 열 치유(30~60분 사이에 4'F 정도 하열 효과)
· 체액 배출을 도와준다.
· 노폐물 제거를 촉진
· 스트레스& 분노 감소
· 울혈성 두통 해소
· 부비강염
· 소화 장애
· 광범위한 생식기 기능 장애(불임, 임포텐츠, 기타)
· 만성적 교감 신경계의 과긴장 감소(chronic sympathetic hypertonus)

· 급성과 만성 근골격계 장애에 유익
· 퇴행성 관절염, 대뇌울혈, 폐울혈, 분만 조절, 종족적 부종에 효과
· 자율 신경계 유연성 회복

TIP

치유 효과를 과신하지 말 것!

CV4 테크닉의 치유 효과를 보고 있으며 그야말로 못 고칠 병이 없을 것만 같다. 하지만 너무 과신하지 말 것!
상기된 치유 효과가 틀림없이 발생하지만 개인차가 크고 몸의 상태에 따라 치유 효과가 '선택적'으로 일어나기 때문에 우리는 겸허한 마음으로 테크닉을 사용한 후 기다려야 한다. 그 다음은 몸의 몫이다.

TIP FOR YOU

에피소드

_ 아이의 열이 신기하게 내려갔어요!

뭐니 뭐니 해도 직접 경험해 보는 것만큼 좋은 공부는 없을 것이다. CST 전문가 코스를 밟은 열혈 엄마 지나님께서 흥분된 감정을 전혀 감추지 못하고 약간은 호들갑스럽게 아카데미를 찾았다. "어머 선생님, 글쎄요.^^"

표정이 밝고 신이 난 것으로 보아 무슨 좋은 일이 있는 게다.

"CV4가 해열 효과가 있다고 하셨잖아요."

뜸 들이지 말고 그냥 말씀을 계속하시지 자꾸만 내게 장단을 맞추게 하신다. "네~(얼쑤)" 그녀의 희고 긴 양 손가락이 허공을 한 번 가로지르더니 "짝" 하고 부딪히며 박수를 친다.

"어쩜, 너무 신기해요. 어젯밤에 애가 갑자기 열이 나는 거에요, 첨에는 내려가겠지 하고 온도계를 재면서 열이 내리기를 기다리는데 새벽 1시든가 갑자기 열이 39도를 넘어가는 거에요. 너무 놀라서 어쩔 줄을 모르다가 CV4가 생각이 나더라고요." 그 와중에도 그녀는, 아이의 몸이 해열제나 병원의 도움을 받지 않고 스스로 이겨 내길 바랐던 모양이다. 그녀가 정한 데드라인 39도가 되자 미리 생각해 놓은 것은 아니었지만(아마도 힐러 본능이었을 것이다) 열 때문에 땀이 흥건한 아이의 머리에 접촉한 후 CV4 테크닉을 사용했다고 한다. 붉게 달아오른 아이의 볼에 열이 빠지고 호흡이 편안해지면서 아이가 깊은 잠에 빠졌다.

손바닥 사이로 빠져나가는 열감이 대단했다면서 CV4 후에 열이 내려간 아이를 보면서 스스로 무척 뿌듯했다고 하는데... CV4를 잘 받아들인 아이의 몸에 감사하고 CV4를 침착하게 행한 엄마에게 감사하다. - Vidhi

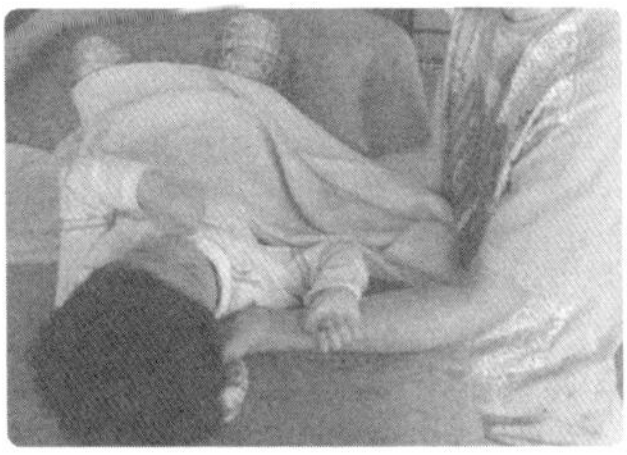

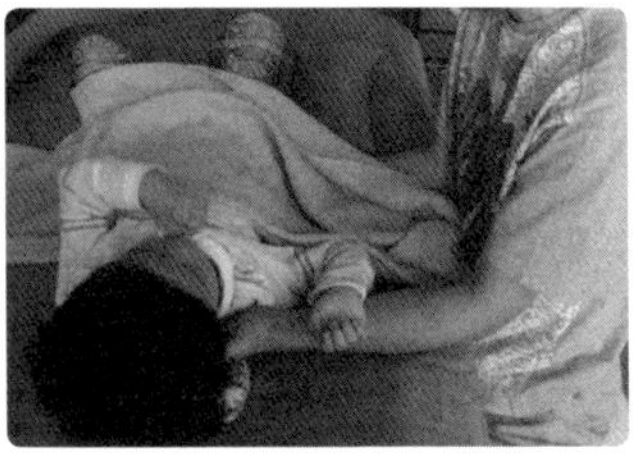

Still Point 11

후두골

눈은 편안하게,
뻣뻣한 목은 유연하게

〉〉〉 포지션

핸드 포지션은 CV4 테크닉과 마찬가지로 '플랫 핸드 포지션'이다.

리시버와 적당한 거리를 두고 앉는다.

리시버의 양 귀 옆 바닥에 손바닥이 천정을 바라보도록 놓는다.

목 밑의 빈 공간으로 양손을 부드럽게 밀고 들어간 후 위쪽으로 당기듯 후두골 밑으로 접촉한다.

손이 마치 쿠션이 된 것처럼 힘을 빼고 리시버의 머리가 편안해지도록 돕는다.

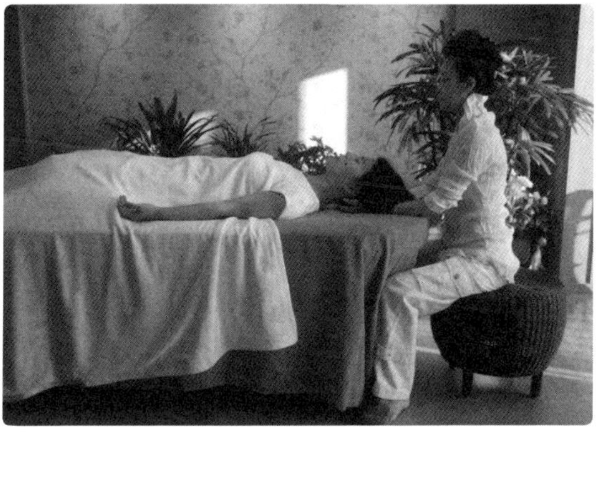

테크닉-스틸 포인트 5단계

후두골 운동성	발 쪽으로 갈 때-플랙션 기버 쪽으로 올 때-익스텐션

치유 효과

- 목 근육통 해소
- 눈 피로 완화
- 턱 통증 완화
- 스트레스 감소
- 소화 기능 향상

TIP

후두골에는 2가지 운동성이 동시에!

후두골은 원래 4조각의 뼈가 하나로 융합된 뼈다.

CST는 뼈가 4조각이었을 당시, 티슈에 기억된 운동성을 감지할 수 있다.

티슈가 기억하는 운동성을 CST에서는 '모틸러티(motility)'라고 부르고 융합이 끝나 하나의 독립된 뼈 구조의 운동성을 '모빌러티(mobility)'라고 부른다.

후두골의 모빌러티는 발 쪽-머리 쪽으로 움직이는 운동성이고 CV4 때 감지하는 in-out 운동성은 모틸러티이다.

Still Point 12

척추선

유연한 척추선은
건강의 초석

››› 롤링 포지션 Rolling position

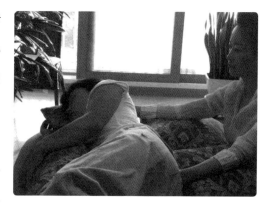

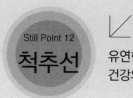

주로 실내 생활을 하는 현대인은 잘못된 자세로 장시간 앉아 있어 척추선이 무너지는 경우가 많다.

예를 들어 컴퓨터처럼 한쪽 손으로만 커서를 사용하게 되면 골반 근육, 목 근육, 팔 근육이 한쪽으로 경직되어 쉽게 척추선이 변형된다.

맞지 않는 책상과 걸상에서 공부한 중학생들의 척추가 비정상적으로 변형되었다는 것은 이미 보도된 바 있다.

롤링 포지션은 척추의 구조를 외부에서 바꾸는 테크닉이 아니라(카이로프락틱이나 추나처럼) 척추 내부 구조를 미세하게 조정함으로써 '척추 똑바로 세우기' 테크닉이다.

>>> 포지션 후두골과 천골에 동시에 접촉. 여러 개의 쿠션을 미리 준비!

후두골과 천골에 동시에 접촉

후두골과 천골 간의 정상적인 운동성은 척추 내 척수를 싸고 있는 튼튼한 경막관의 자유로운 운동성을 허락한다.

경막관 운동성이 정상적일 때 척수 신경의 통로에 여유가 생겨 신경을 누르지 않으며 천골과 후두골에 접지된 결합 조직과 외층 근육의 이완을 도와준다.

1. 먼저 고객에게 몸을 돌려 옆으로 새우잠을 자듯 누우라고 말한다. 어느 방향으로 돌아누워야 하는지(왼쪽으로 혹은 오른쪽으로 돌아누우세요) 방향 제시를 해 주면 자세를 취하기 쉽다.

2. 다음, 준비된 여러 개의 쿠션을 이용해서,

   - 아주 낮은 쿠션은 머리에
   - 넓고 두터운 쿠션은 두 다리 사이(편안한 골반의 형태를 유지하기 위해), 작고 푸근한 쿠션은 고객의 가슴에 안게 한다.

3. 얇은 시트를 부드럽게 덮어 준다.

4. 리시버의 등 중앙에 의자를 두고 앉아 한 손은 천골에 접촉, 다른 한 손은 후두골에 접촉한다.

   자세가 편한지 조정한다.

››› 테크닉-스틸 포인트 5 단계

천골-후두골 운동성	발 쪽으로 갈 때 / 플랙션FL 머리 쪽으로 움직일 때 / 익스텐션EX

››› 천골과 후두골의 싱크로나이즈 운동성!

경막관으로 서로 연결되어 있는 천골과 후두골은 싱크로나이즈 수영 경기에 출전한 쌍둥이처럼 움직인다.

도르래 역할을 하는 경막관이 천골과 후두골의 운동성을 그대로 전달해 주고 있는데, 우리는 후두골과 천골의 정상적인 운동성을 통해 경막관의 상태를 가늠할 수 있다.

정상적인 경막관은 유연한 척추선과 편안한 신경계를 반영하며 후두골과 천골의 싱크로나이즈 운동성이 깨지면 척추선이 무너지고 신경계가 불안정해진다.

1. 천골-후두골에 접촉한 후 팔, 어깨, 목에 힘을 빼고 시야는 편안하게 멀리 본다.

2. 스틸 포인트시 천골-후두골이 같은 운동성일 때 스틸 포인트를 만들어도 되고 천골-플랙션, 후두골-익스텐션 때 스틸을 만드면 경막관 스트레칭 효과가 있다.

3. 손은 천골이 뉴트랄에서 플렉션이 시작될 때, 후두골은 익스텐션일 때 뗀다.

››› 치유 효과

· 아이의 성장&발육에 도움
· 임산부 스트레스 해소
· 다양한 척추 변형(측만증, 만곡증, 전만증)에 도움
· 통증 해소
· 심리적 안정

TIP FOR YOU

에피소드

_ 수술 후유증! CST로 시원하게 탈출!

서글서글한 눈매에 나이보다 훨씬 젊어 보여 선불리 나이를 가늠키 어려운 그녀는, 폐 절제술을 받은 후 예후가 좋았다가 극심한 스트레스를 받은 후 '수면 장애'를 겪고 있었다.

깊은 수면을 취하지 못해 피폐해진 몸과 마음에 단비와 같은 '잠'을 취하고자 CST 세션을 받기 시작했는데, 세션 중에 코를 골면서 잠 속으로 빠져드는 그녀를 보면서 '미녀는 잠꾸러기'라는 카피가 떠오를 정도로 깊은 잠 위로 떠오르는 그녀의 얼굴은 아름다웠다. 몸 내부에서 '이완의 매카니즘'이 기지개를 필 무렵 그녀는 잘려 나간 좌측 폐 부위에서 심한 통증을 느끼며 똑바로 눕는 것은 고사하고 숨 쉬는 것조차 버거워 했다.

몸 전반에 정상적인 운동성이 살아나면서 절제된 부위의 티슈 또한 새롭게 운동성이 가동되어 '성장통'처럼 치유를 위해 통증이 유발되는 듯했다. 명현 현상의 일부일 수도 있으나 '재발'이라는 가능성도 배제할 수 없어 '병원 진단'을 권해 보았으나 그녀는 '세션'만을 고집했다.

똑바로 눕는 것이 어려워 일단 '롤링 포지션'을 취하기로 했다. 롤링 포지션으로 그녀의 천골과 후두골에 접촉한 채 두개천골 시스템 전체를 단계별로 안정시키고 스틸 상태를 만들어 주니, 심한 통증으로 찌푸린 얼굴이 편안해지고 거친 호흡이 다소 부드러워졌다.

폐 부위의 파샤 해소와 정체된 체액 해소 테크닉을 사용하는 동안 그녀의 몸은 '렛고 현상'을 보이며 스스로 치유 작업에 적극적으로 동참하고 있었다.
3회 세션 이후 그녀를 두렵게 만들었던 '폐 통증'은 사라졌고 그녀는 더 이상 '롤링 포지션'이 필요하지 않을 정도로 회복되었다.
'고통'을 통해 더 정화되고 맑아진 몸과 마음은 그녀를 세상 속에서 더 일할 수 있도록 가볍게 등을 떠밀었다.
오랫동안 공석으로 비어 있던 자리로 돌아간 그녀의 시원한 웃음소리가 들리는 듯하다.

- Vidhi

Content 04

VIDHI & KHAN CST

뇌를 살리는 치유 기술, CST

내 건강, 내가 지킨다!
혼자 하는 CST 셀프 테크닉!

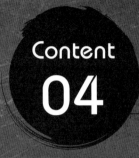

누구에게 강의를 하든, 그것이 기초 강좌든 전문가 트레이닝이든 항상 이 질문을 듣게 된다.

"혼자서도 할 수 있나요?"

그렇다. CST 테크닉은 자신의 운동성을 스스로 감지해서 스틸 포인트를 만들 수 있다. 물론 포지션의 한계가 있어 모든 테크닉을 셀프로 할 수는 없다. 소개되어질 셀프 테크닉은 인제 어디서나 여러분의 손과 의지만 있다면 행할 수 있으며 간단하지만 치유 효과는 파워풀하다. 셀프 테크닉으로 충분히 연습이 되면 상대방에게 같은 방식으로, 하지만 다른 포지션으로 행할 수 있다.

자신에게 충분히 연습한 후 타인에게 연습할 것을 권한다.

Self Technies 1

후두골

컴퓨터 장시간 사용 후
어깨, 목이 뻐근할 때

컴퓨터는 동적인 작업이 아니라 매우 정적인 작업이다.

아주 단순한 운동만을 필요로 하는 관계로(눈동자 굴리기 운동, 마우스 클릭 운동, 마우스 움켜쥐기 운동, 마우스 굴리기 운동) 컴퓨터를 하는 동안 여러분은, 한두 시간쯤은 한 자세로 꼼짝도 안 하고 앉아 있을 수도 있다.

게다가 특별히 신경을 쓰지 않으면 자세들이 점점 한 방향 혹은 지그재그 형태로 뒤틀어지기까지 한다.

엄마가 관심 있게 보지 않으면 아이들의 유연한 몸은 요가 자세를 방불케 하는 형의하학적인 형태로 컴퓨터에 몰두하기 십상이다. 성장하는 아이들의 구조가 뒤틀어지기에 안성맞춤이다.

해서 여러분이 컴퓨터를 할 때는 적어도 30분에 한 번은 단순 운동에서 벗어나 좀 더 큰 규모의 운동을 해야만 한쪽으로 굳어 가는 목, 어깨, 팔 근육의 비애를 막을 수 있다. 또한 10분이라도 여유 시간을 만들어 후두골에 CST 셀프 테크닉을 사용하면 장시간 컴퓨터 사용에 혹사당하고 있던 여러분의 어깨와 목이 느슨하게 풀어지면서 숨을 쉴 수 있다. 짧지만 파워풀한 시간 바로 당신의 건강을 챙기는 시간이다!

››› 포지션 1 : in office

1. 팔을 지지해 줄 벽에 의자를 붙이고 앉는다.

2. 손바닥 베개를 하듯 양 손바닥을 포개어 후두골에 접촉한다. 이때 팔, 머리, 손등을 벽에 마치 누워 있듯 기댄다.

3. 접촉 후 후두골의 운동성을 감지한 후 플렉션 혹은 익스텐션에서 스틸 포인트를 만든다.

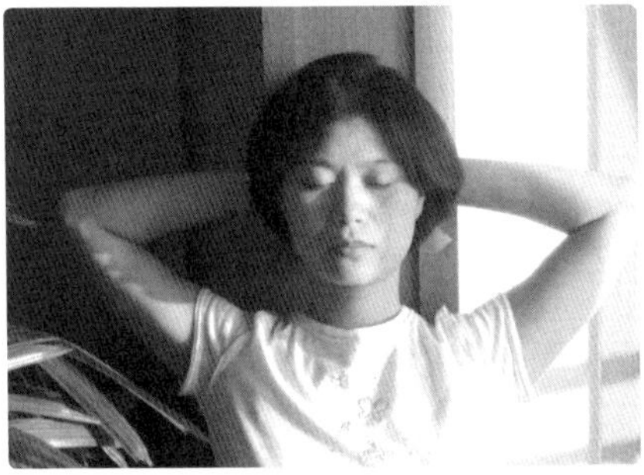

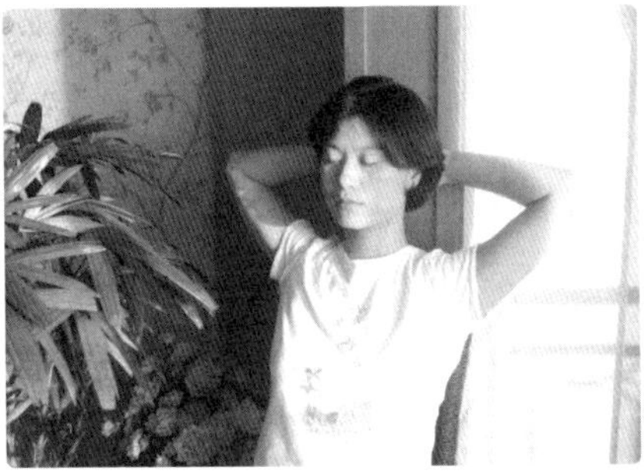

››› 포지션 2 : at home

1. 컴퓨터에서 잠시 떨어져 방바닥에 요를 깔고 편안하게 눕는다.

2. 양 손가락을 껴서 베개처럼 후두골에 놓는다.

3. 만일, 팔꿈치가 바닥에 닿지 않고 뜨면 얇은 쿠션이나 방석으로 받쳐 편안하게 만들어 준다.

4. 머리, 팔이 모두 편안해지면 호흡을 깊이 하고 후두골의 리드믹컬한 운동성에 주의를 기울여 본다.

5. 플랙션 또는 익스텐션 때 스틸 포인트를 만든다.

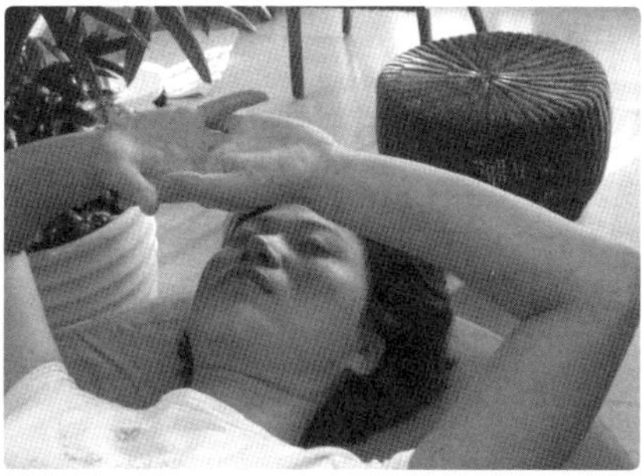

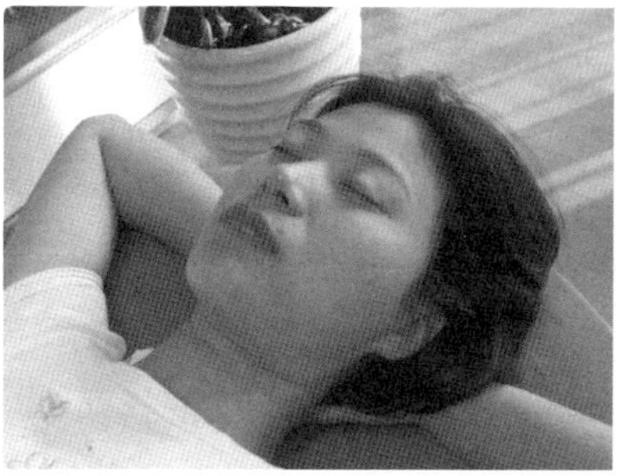

Self Technies 2

접형골

눈이
침침하고 뻑뻑할 때

접형골은 흔히 관자놀이라고 부르는 곳을 말하며 해부학적으로 관자놀이는 접형골 대익의 일부로서 외부에서 유일하게 접형골을 접촉할 수 있는 장소이기도 하다. 또한 접형골은 시신경, 안정맥, 안동맥이 통과하고 있어 '눈의 건강'을 주로 지배한다. 재미있는 점은, 스트레스를 받거나 상심하여 두통이 일어날 때 발생하는 우리의 공통된 행동이다. 마치 약속이라도 한 듯 미간을 찌푸리며 손가락으로 관자놀이 양쪽을 눌러 주거나 혹은 드라마에서 자주 등장하는 장면처럼 하얀 띠로 관자놀이 주변을 동여맨다.

접형골 대익(관자놀이)의 일부를 눌러 주거나 동여매는 것만으로도 두통이 가시기도 하는데 이것은 '스틸 포인트'가 만들어질 수 있는 '지혜로운 처방'으로 보인다.

여기서 나는, 전통적인 관자놀이 압박법이나 동여매기보다 훨씬 세련되고 업그레이드된 CST 테크닉으로 눈이 침침하고 뻑뻑할 때 또는 컨디션 저하로 시력 감퇴가 일어날 때 스스로 눈을 캐어할 수 있는 방법을 소개한다.

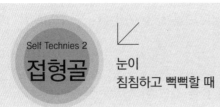

››› 포지션 1 : in office

1. 팔꿈치를 책상에 놓고 중지를 관자놀이에 접촉한다.

2. 책상 위에 놓인 팔꿈치에 주로 힘을 지탱하며 관자놀이에 놓인 중지는 힘을 빼고 이완한다.

3. 접형골의 이미지를 떠올리며 손가락이 접형골의 운동성을 감지할 때까지 기다린다. 이때, 집중하지 말고 '주의'만 기울인다.

4. 운동성이 감지되면 플렉션 혹은 익스텐션에서 스틸 포인트를 만든다.

5. 스틸 포인트가 끝나면 운동성이 시작될 때 손을 뗀다.

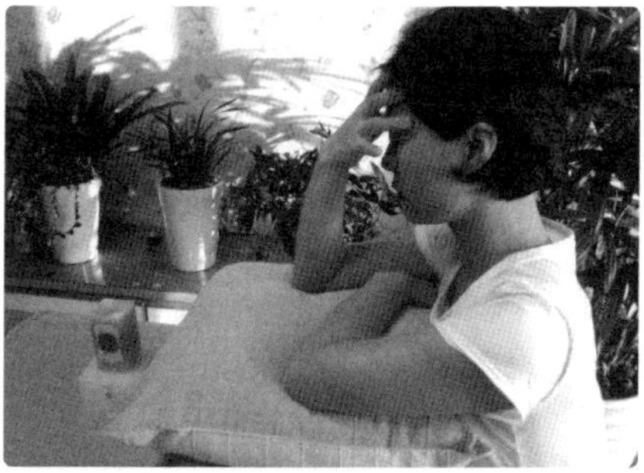

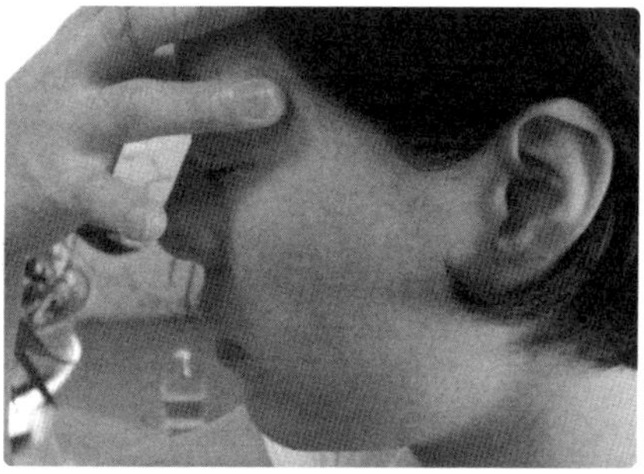

셀프 테크닉 시 15분간 스틸 포인트를 만들지 않아도 괜찮다. 포지션 자체가 완전히 이완하기가 힘들고 독립된 시간을 갖기 어렵기 때문이다.

운동성을 감지하는 것만으로도 눈의 피로가 풀리고 더불어 목 긴장도 풀어질 수 있다.

처음부터 접형골에 스틸 포인트를 만들기 어려우므로 먼저, 운동성 감지부터 꾸준히 연습하는 것이 더 중요하다.

감지하는 중에 저절로 스틸 포인트가 일어나는 경우가 많다. '덤'으로 생각하고 감지 연습에 더 많은 관심을...

››› 포지션 2 : at home

1. 벽에 편안하게 기대고 무릎을 세운다.
2. 무릎 사이에 베개나 방석을 끼운 후 팔꿈치를 댄다.
3. 중지를 관자놀이에 댄 후 팔, 어깨, 손에 힘을 뺀다.
4. 접형골의 운동성이 감지될 때까지 기다린다.
5. 운동성이 감지되면 플렉션 혹은 익스텐션에서 스틸 포인트!

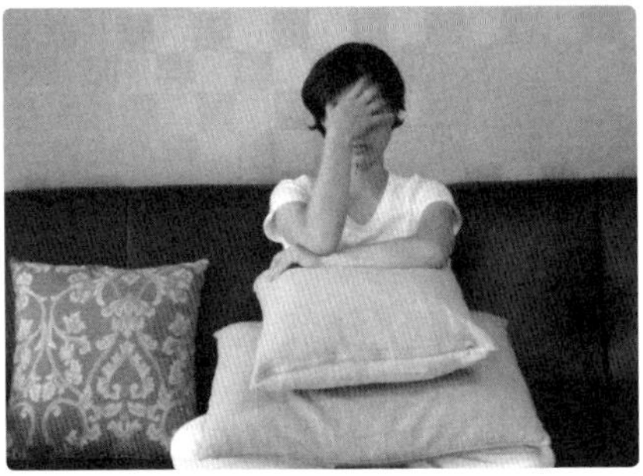

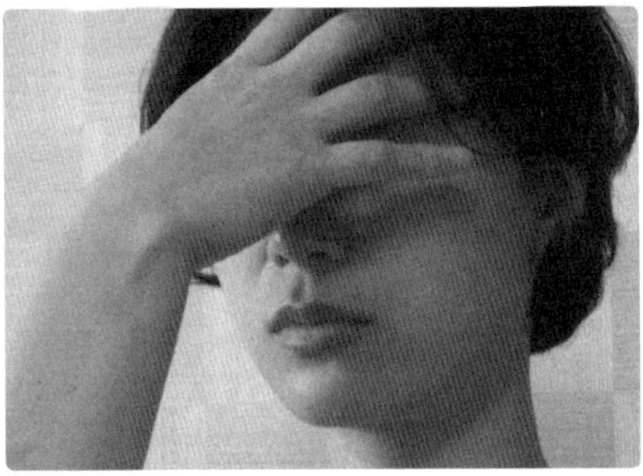

››› 치유 효과

· 시력 감퇴

· 눈 피로

· 안구 건조증

· 눈 기능 향상

TIP

접형골은
나비처럼 훨훨 날아서~

접형골은 그 생김새가 '나비' 같다고 해서 붙여진 이름이다.
이름 그대로 한 쌍의 작은 날개와 한 쌍의 큰 날개로 이루어진 접형골은 날개를 펼치는 방향에 따라 수축-확장 기전의 운동성을 나타낸다.
여러분이 앉아 있다고 가정하면, 확장 기전에서 접형골의 날개는 얼굴 앞쪽으로 밀듯이 펄럭이고 수축 기전에서 날개가 뒤통수를 향해 넘어가듯 펄럭인다.
앉은 상태에서 중지를 관자놀이에 대고 있으면 접형골은 얼굴 앞쪽으로 밀려왔다가 다시 머리 뒤쪽으로 넘어가는 형태로 감지된다. 접형골이 움직일 때마다 눈은 물론 가슴까지 시원해진다.

TIP FOR YOU

에피소드

_ "혼자 치유"하기의 명수, 비디와 칸!

많은 사람들이 칸과 나를 부러워하는 이유는 CST 최고(^^) 전문가 커플이라는 점!

"서로 CST 세션을 주고받으면 얼마나 건강하게 살 수 있을까요~" 하며 같이 온 남편의 옆구리를 꾹 찔러 보는 그녀가 부러움의 눈빛을 강렬하게 내게 보내온다.

"저흰 세션 서로 안 해요, 할 시간도 없구요."

나의 대답이 다소 발칙했던지 그녀의 표정이 사정없이 바뀌면서 '왜요?'라는 의문 부호가 얼굴에 떠오른다.

"저흰 주로 셀프 테크닉을 많이 해서 웬만큼 힘들지 않고서는 세션 잘 안 받아요."

칸과 나는 주로 잠자기 직전에 셀프 테크닉을 많이 쓰는데 내가 가장 선호하는 테크닉은 바로 '접형골 셀프 테크닉'이다. 자기 전에 하다 보니 당연히 누워서 해야 하는데 접형골에 접촉하는 것이 똑바로 누운 자세에서는 영 불편해서 주로 옆으로 누워 한 손으로 접형골 양쪽에 접촉한다.

물론 손목과 팔의 일부가 베개 위에 놓여 힘을 빼기도 좋고 쉽게 이완할 수 있다.

접형골에 접촉한 채 무심히 기다리고 있으면 먼저 왼쪽 턱이 반응하며 서걱서걱 움직이기 시작하고 경직된 경추 근육이 풀어지면서 숨통이 트이는 것만 같다. 긴장했던 눈이 편안해지고 가슴까지 이어진 근육이 이완되면서 호흡이 깊어진다. 운동성이 감지되기 시작하면 나도 모르게 깊은 잠 속으로 빠져 언제 스틸 포인트가 만들어졌는지 기억조차 못한다.

아침에 일어나면 목과 눈이 편안한 것만으로도 온몸이 개운하고 기운이 맑다.

자기 전에 습관처럼 행하는 CST 셀프 테크닉~

보약이 따로 없다!!

– Vidhi

Self Technies 3

전두골

앞머리가 띵하고
두통이 날 때

두통이라고 해서 다 같은 두통이 아니다.

근육의 긴장도나 혈액 순환 정도에 따라 두통도 편두통, 후두통, 전두통 등으로 섬세하게 나뉠 수 있는데 앞머리가 띵하면서 멍한 전두통일 경우에는 "전두골 리프팅 테크닉"이 가장 적합하다.

이 테크닉의 가장 큰 장점은 장소 불문 그리고 즉각적인 치유 효과이다!

친구를 기다리는 카페나 긴 구간을 가야 하는 지하철 내, 도서관에서 공부하다 머리를 식힐 때, 언제 어디서나 한 손을 전두골에 접촉만 하면 우리는, "전두골 리프팅 테크닉"을 사용할 수 있다.

물론 포지션이 다소 '고뇌에 찬 듯한 모습'이지만 뭐 어떤가, 건강을 위해 고뇌에 찬 모습쯤이야. 가장 고귀한 모습이 아닐까.

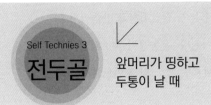

››› 포지션 : at everywhere

1. 편안하게 앉아 있는 자세라면 장소가 어디든 상관없다.

2. 한 손의 엄지와 무지를 이용해서 전두관골 돌기에 접촉한다.

- 이 전두관골 돌기는 눈썹 끝 부위의 바로 아래 볼록하게 튀어나온 부위가 있다. 볼록하게 나온 부위와 더 안쪽으로 들어간 부위의 경계면을 손가락으로 만져서 정확한 위치를 찾도록 한다.

3. 마치 갈고리로 걸듯이 전두관골 돌기를 부드럽게 잡고 정확하게 5g 수평, 직선으로 끌어당긴다.

- 천천히 행하지 않으면 손끝이 피부에서 미끄러진다. 이 미끄러짐을 "뼈가 리프팅"된 것으로 착각할 때가 많다.

4. 전두골의 좌우 봉합 상태에 따라 지그재그 형태로 당겨질 수도 있고 시원하게 한 번에 당겨질 수도 있다.

5. 완전히 리프팅이 되고 나면 뼈가 물 위에 둥둥 떠 있는 느낌이 든다. 그대로 손을 부드럽게 뗀다.

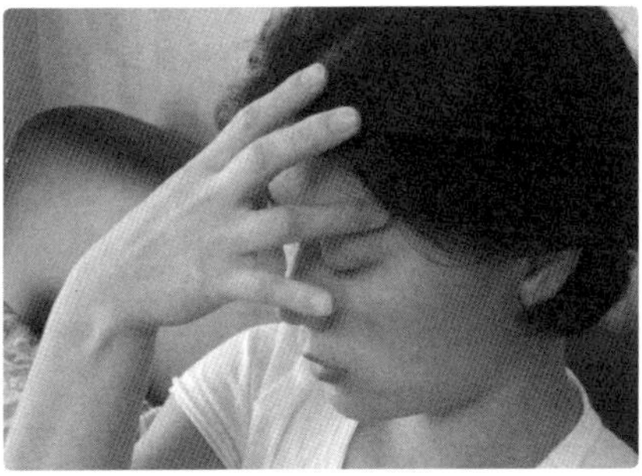

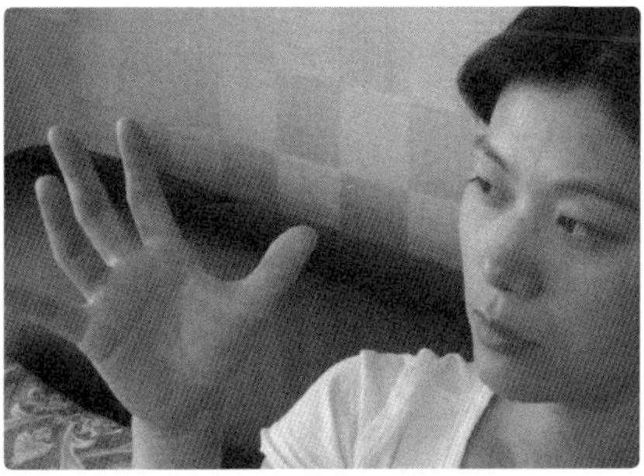

치유 효과

- 전두통 해소
- 코 막힘 해소
- 턱 긴장 완화
- 뇌내 혈액 순환
- 눈 피로 해소
- 어지럼증 해소

TIP

열려라 전두골!

두개골을 이루고 있는 22개의 뼈들을 제각각 놓고 보면 우리가 상상했던 것보다 훨씬 입체적이다.

우리가 '이마'라고 부르는 전두골 또한 측면에서 보면 "ㄴ" 모양으로 우리가 볼 수 없는 부분이 얌전히 숨겨져 있다. 겉으로 드러나지 않는 부분은 안구의 천청뼈 역할을 하는 전두골로서 계란판처럼 두 개의 안구가 깨지지 않게 들어갈 수 있도록 볼록한 홈이 두 개 있다. 신이 눈을 위해 만들어 놓은 배려인 셈이다.

전누골은 플렉션(확장 기전) 때 천정 방향으로 솟구쳐 올랐다가 익스텐션(수축 기전) 때 머리가 벗겨지듯 뒤로 넘어간다. 마치 어린 시절 본 만화 영화 '마징가 제트'의 머리가 열리는 것만 같다.

두개골 뼈 중 가장 기계적인 운동성으로 느껴진다.

Self Technies 4

CV4

기운이 없고 피곤함이 가시지 않을 때

하루에 15분만 스스로 스틸 포인트를 만들 수 있다면 평생 건강하게 살 수 있다는 닥터 베커의 말을 상기해 보자. 그렇다면 누가 뭐래도 CST 셀프 테크닉의 제왕은 CV4가 될 것이다.

CV4 테크닉에 대한 치유 효과는 이미 '만병통치약'으로 알려진 바 있으니 우리는, 기운이 없고 피곤함이 가시지 않아 일상이 힘들 때 스스로 힘을 되찾는 방법으로 CV4를 강력 추천한다.

단지 셀프 테크닉의 작은 한계가 있다면 그것은, 테크닉을 하는 동안 팔, 손, 몸의 긴장이 전문가에게 받을 때보다 훨씬 덜 풀어진다는 것이다.

스틸 포인트의 깊이에 다소 차이가 날 수 있으나 그럼에도 불구하고 스스로 건강을 지키는 데는 셀프 테크닉만한 것이 없다.

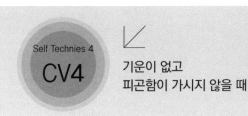

››› 포지션 : on the floor

1. 편안하게 바닥(침대, 요)에 눕는다.

2, 양손을 깍지를 끼고 후두골에 댄다.

3. 바깥으로 밀려나갔다가 중심으로 들어오는 후두골 in-out 운동성을 감지한다.

4. in 운동성에서 스틸 포인트!

5. out 운동성이 시작될 때 손을 뗀다!

세션 중에 깜빡 잠이 들 수 있다. 그럴 땐 바로 손을 떼고 편안하게 쉬면 된다. 운동성 감지가 어려울 땐 운동성에 주의만 기울인 채 깍지를 끼고 그대로 기다리면 여러분의 의도와 상관없이 스틸 포인트가 저절로 만들어질 수도 있다.

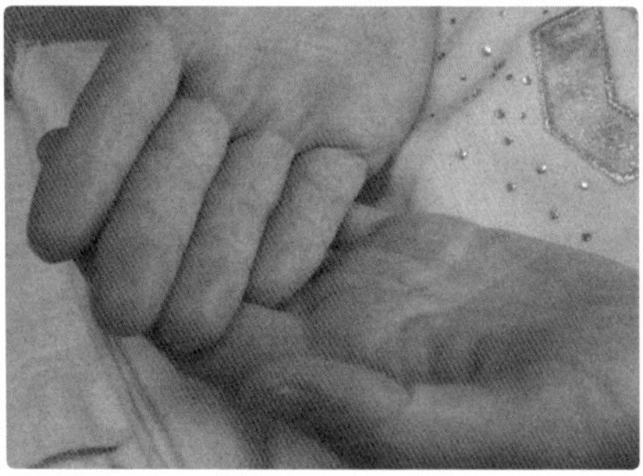

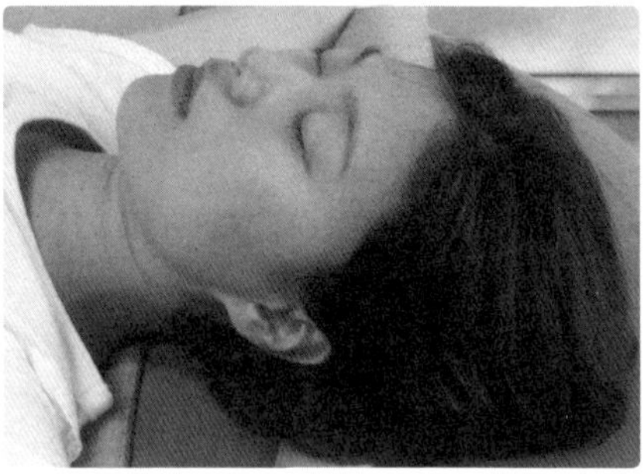

_ 목침 혹은 테니스 공으로 CV4 만들기

준비물 : 1. 테니스공 2개, 안 신는 양말

2. 타월 1개, 아치형 목침

3. 덮는 시트, 요

방 법 1 : 테니스공 2개를 안 신는 양말 속에 넣고 나오지 않도록 양말 목을 잘 동여맨다.

방 법 2 : 아치형 목침에 수건을 적당한 크기로 접어 목침을 감싸듯 올려놓는다.

테니스공이나 목침 둘 중에 하나의 방법을 선택한다.

준비물로 만들기가 다 끝나면 요를 깔고 누워 테니스공 2개가 들어간 양말을 뒷머리(후두골)에 볼록 튀어나온 곳에 대고 눕는다.

목침은 이미 목의 곡선에 맞게 제작되어져 있어 머리에 자연스럽게 대고 누우면 되겠다.

물론 시트로 몸을 덮어 스틸 포인트가 만들어져 체온이 내려갈 것에 대비한다.

목의 긴장을 빼고 눈을 감은 채 머리가 천천히 테니스공과 목침을 누르며 내려가는 것을 즐겨라.

스틸 포인트가 만들어지면 머리가 물 먹은 솜마냥 사정없이 목침 또는 테니스공을 누르게 된다.

이때 뒷머리(후두골)가 이완이 되면서 저절로 누르는 힘으로 제4 뇌실이 자연스럽게 압박이 되는 것이다.

우리는 운동성을 전혀 감지하지 않고도 이처럼 테니스공과 목침을 이용해서 간편하게 CV4를 만들 수 있다.

하지만 CV4도 적당히 즐겨야 한다. 너무 깊이 잠들면 신선놀음에 도끼 자루 썩는 줄 모르는 신선처럼 머리가 너무 무거워 깨질 듯이 아파야 깨어난다. 하루에 15분 정도 CV4로 깊은 이완 상태를 만들어 주는 것만으로도 충분하다. 충분히 이완되었다 싶으면 깊이 잠들기 전에 테니스공이나 목침을 미리 빼고 남은 스틸 상태를 즐기면 된다.

- Vidhi

Self Technies 5

설골

목이 붓고 따갑고 아플 때

목에 가시가 걸린 것 같아 X-ray를 찍었는데 가시는커녕 목에 무엇이 걸렸는지 원인조차 찾지 못했다는 말을 종종 듣는다. 이때 여러분이 느끼는 목 안의 가시는 경추 3, 4번 바로 앞쪽에 있는 "U"자 모양의 뼈, 설골로서 대개는 이 설골의 운동성이 제한을 당할 때 가시가 박힌 것처럼 느끼게 된다.

설골은 어느 뼈에도 부착되어 있지 않은 채 근육으로 버티고 있는 '떠 있는 뼈'이다.

말을 너무 많이 하면 혀가 얼얼하고 목이 칼칼하다고 느낄 때가 있을 것이다.

이때 설골 또한 혀만큼 과로하게 되는데 설골을 둘러싸고 있는 주변 근육들이 긴장하는 바람에 뒷목도 뻣뻣해지고 목 안이 조여 열이 나면서 염증이 발생하기도 한다.

이때 말을 잠시 멈추고 한 손으로 설골에 터치하여 운동성을 감지해 주면 한결 목 안이 부드러워지고 열이 빠지면서 부기와 통증이 해소될 수 있다. 뿐만 아니라 긴장을 많이 하거나 감정적으로 노하거나 하고 싶은 말을 억압할 때 에너지 차단 현상이 발생하기도 한다.

포지션 : at everywhere

1. 편안한 자세로 앉아 엄지와 검지 양 손가락을 설골에 접촉한다.

2. 설골을 좌우로 움직여 보고 가기 쉬운 방향으로 가이드한다.

3. 제한 지점이 해소되면 바로 반대 방향으로 가이드한다.

4. 양쪽 방향이 다 해소되고 나면 천천히 손을 뗀다.

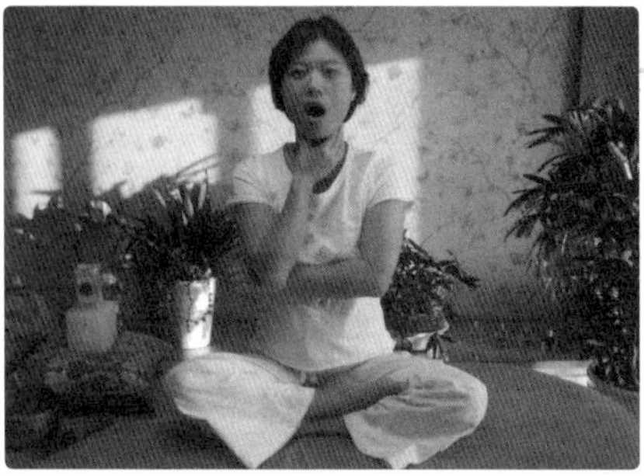

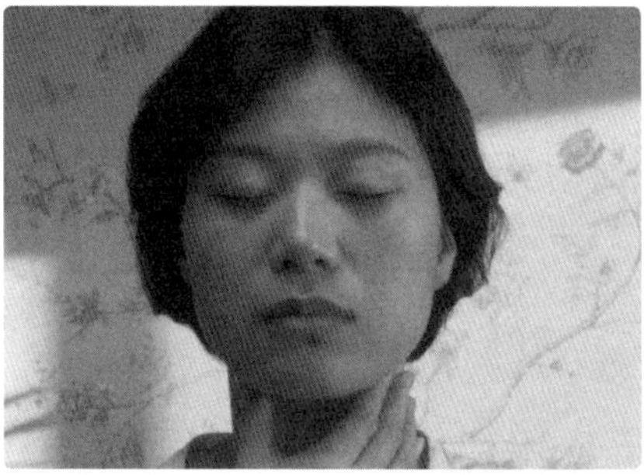

설골 위치는 엄지와 검지를 턱 바로 아래 기관지 양쪽에 놓고 침을 삼키거나 혀를 움직여 반응하는 장소를 찾으면 된다. 설골을 직접 접촉한다기보다 설골을 에워싸고 있는 근육 위에 접촉한다고 생각하면 된다.

치유 효과

- 다양한 목 문제 해소
- 경추 근육 긴장 완화
- 갑상선 질환 예방
- 제5차크라 해소

TIP
FOR
YOU

에피소드 〈95년 푸나 트레이닝 중에〉

_ 설골의 자유는 표현의 자유~

설골에 터치를 한 채 한쪽 방향으로 운동성을 따라가다 제한 지점에서 5g으로 장벽을 치고 기다리고 있던 중이었다. 백지장처럼 하얀 얼굴에 가녀린 몸매 게다가 블론드 헤어. 그녀는 전형적인 서구 미인이었다.

스웨덴에서 온 그녀는 우리 트레이닝의 게스트로 초대된 고객으로 그날 우리는 2인 1조로 듀플렉스 세션을 했었다. 설골이 해소될 때까지 기다리는 동안 그녀의 눈동자가 섬세하게 경련이 일어나듯 떨리더니 급기야 내가 목을 조르기라도 하듯 숨을 가쁘게 내쉰다. 당시만 해도 초심자였던 나는, 선무당이 사람을 잡는다더니 배짱 좋게 이렇게 물었다.

"무슨 일이 있습니까? what happened to you?"

내 질문에 잠시 그녀는 생각이 잠긴 듯 아무 말이 없다가

"당신이 목을 조르는 것 같지는 않은데 내 내부에서 심한 압박감을 느껴요."

분명 내 터치는 새털처럼 가벼웠다. 그녀가 서서히 몸을 뒤틀기 시작했다. 언와인딩이 시작된 것 같다.

사태가 이쯤 되니 초심자 2명으로는 감당하기 힘들다 판단했든지 어시스턴트 2명이 가세를 한다.

리더인 나는 그녀에게 다이아로깅을 시도했다. 마침내 울음을 터뜨리기 시작한 그녀는 목을 조르는 듯한 압박감의 근원에 도달하였다. 어린 시절 엄마에게 떼를 심하게 쓴 적이 있는데 그날따라 몹시도 히스테리컬했던 그녀의 엄마가 '말 좀 그만하라'며 목을 조였던 모양이다. 잠시였지만 어린 그녀의 티슈는 당시의 충격적인 사건이 그대로 각인되어 무의식적으로 "표현에 대한 갈망"을 품은 채 지금까지 살아왔던 것이다.

티슈에 각인된 충격이 해소되고 나니 그녀는 목에서 느꼈던 압박감에서 해방되어 새로운 '목소리'를 갖게 되었다. 세션 후, 하얗기만 했던 그녀의 얼굴 위로 붉은 꽃이 번져 한결 생생해 보인다. 설골 해소 후 그동안 그녀를 괴롭혔던 목 통증이나 턱 긴장까지 풀려 오랜만에 그녀는 입을 크게 벌리고 활짝 웃었다.

- Vidhi

Self Technies 6

턱 TMJ

턱이 조이고 딱딱 소리가 날 때

오징어를 즐겨 드시는 분들은 이가 좋아서라기보다는 턱 힘이 좋아서일 것이다.

이가 아무리 튼튼해도 턱이 아프면 두부조차 돌처럼 느껴지기 마련! 턱도 너무 사용하면 앙탈을 부린다.

딱딱 소리가 나기 시작하거나 턱 주변 근육이 조이듯 통증이 오기 시작하면 '턱의 과로'를 인정하고 제때 보살펴 주어야 뒤탈이 없다. 적어도 손가락 3개가 들어갈 정도로 입 간격이 벌어져야 아래턱과 디스크로 관절을 이루고 있는 측두골 간에 여유가 있어 디스크 문제가 덜 발생한다.

탤런트 ○○○님께서 TMJ 디스크로 머리를 벽에 박을 정도로 고통을 받았다는 이야기는 이미 알고 있을 것이다.

한쪽으로 씹는 습관 또는 턱을 괴거나 엎드려 자는 습관, 말을 많이 하거나 감정을 지나치게 참을 때 턱을 싸고 있는 저작근이 긴장하고 수축한다.

우리의 일상과 늘 함께하는 턱 근육을 틈 날 때마다 풀어 주는 '좋은 습관'을 가져 보자!

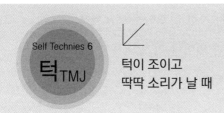

소개하는 TMJ 셀프 테크닉은 칸이 가장 선호하는 테크닉으로 오래 전 교통사고와 턱 아래 수술로 변이가 일어난 턱 형태가 칸 스스로 행한 셀프 테크닉 덕으로 제 형태를 찾았다.

이 테크닉 또한 어디에서든 쉽게 사용할 수 있다!

TIP

이를 깨물어 보면 턱이 보인다!

위아래 이를 '앙~' 물어 보라! 동시에 양손으로 볼을 만져 보면 교근이라고 불리는 아주 두꺼운 근육이 볼살처럼 강하게 튀어나올 것이다.

그 부위에 양 손가락을 접촉하면 TMJ 테크닉을 언제나 사용할 수 있다.

››› 포지션 : at everywhere

1. 턱 교근에 검지, 중지, 약지를 자석이 붙듯 착 붙인다.

2. 팔에 힘을 빼면 자석처럼 교근에 붙은 손가락의 무게 때문에 자연스럽게 턱이 밑으로 내려간다.

3. 손가락이 턱에서 미끄러지지 않도록 하고 입은 약간 벌린다.

4. 아래턱(하악골)이 견인되어 내려오기 시작하면 근육의 긴장이 풀리거나 부드러워지는 감각을 느끼게 된다.

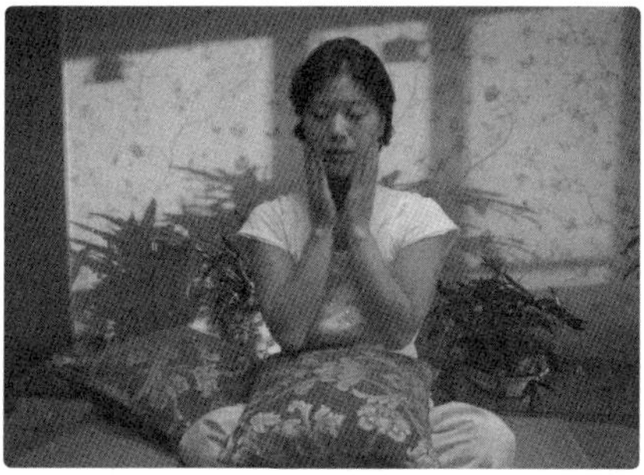

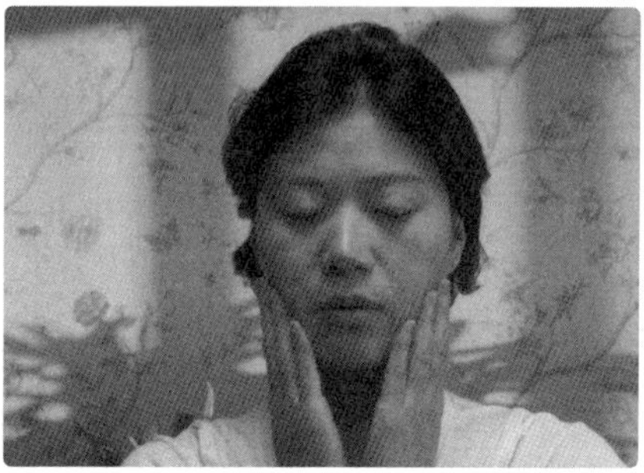

TIP

턱 관절 자가 진단법

1. 턱을 좌우 또는 전후로 움직일 때 통증이 있거나 딱딱거리는 소리가 난다.
2. 이명이 있다.
3. 편두통이 심하다.(특히 음식을 먹고 난 후에 더 심하다)
4. 안면, 입가 경련이 있거나 감각이 무디다.
5. 어깨와 팔, 손 등이 저리다.
   (아침 또는 피곤할 때 더 많이 느낀다.)
6. 수면 시 이를 심하게 간다.
7. 음식물을 먹고 난 후 턱과 치아에 통증을 느낀다.

Self Technies 7

장골

책상에 장시간 앉아
허리에 통증이 있을 때

장골 셀프 테크닉은 CST 전문가 트레이닝 참가자들이 제일 먼저 연습해야 하는 셀프 테크닉이다.

장골 운동성을 제대로 감지 못해도 양손을 접촉하고 있는 것만으로도 몸이 스스로 스틸 포인트를 만드는 경우가 많다. 그렇다 보니 15분 정도 짧은 낮잠을 청할 때 대부분 장골 셀프 테크닉을 사용하게 된다.

깊이 잠이 드는 것은 아니더라도 몸 전체가 빠른 속도로 이완되면서 한결 가뿐해진다.

밤에 잠들기 전에 장골에 손을 올려놓으면 '눈을 뜨니 아침이던데요'라고 할 정도로 숙면을 취하는데 도움이 된다. 뿐만 아니라 책상에

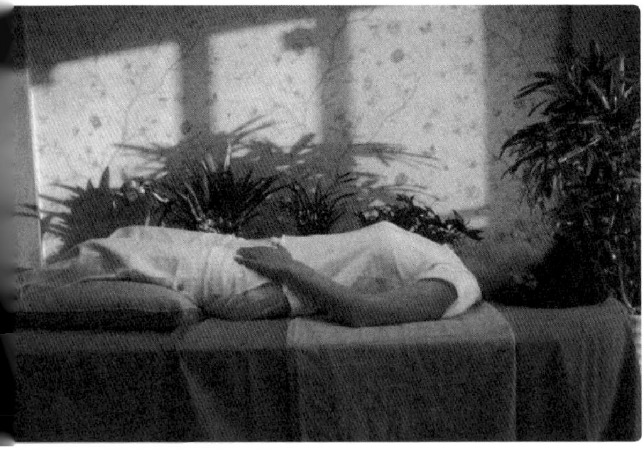

장시간 앉아 있어 허리가 아플 때 가벼운 스트레칭과 함께 의자에 앉아 장골에 손바닥을 접촉하면 허리 주변 근육이 풀어지면서 통증이 해소된다. 셀프 테크닉은 어떤 것이든 습관을 들여놓으면

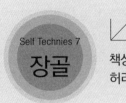

여러분의 건강한 생활에 톡톡히 한몫할 것이다. 가장 좋은 습관, CST 셀프 습관!

››› 포지션 : on chair

1. 의자에 편안하게 앉아 양 손바닥을 장골극에 접촉한다. 이때 팔꿈치는 외측으로 펼쳐지듯 벌려야 하며 쿠션을 사용해서 받쳐도 된다.

2. 눈을 감거나 뜬 상태에서 장골 운동성을 감지해 본다.

3. 손바닥을 밀면서 바깥으로 나가거나(확장) 중심으로 밀려 들어올 때(수축) 한 방향에서 (확장 또는 수축 기전) 5g으로 스틸 포인트를 만든다.

4. 장골 운동성이 다시 일어날 때 천천히 손을 뗀다.

››› 치유 효과

· 허리 통증 완화

· 하복부 불쾌감 완화

· 다리 붓기 완화

Self Technies 8

골반

달거리,
생리통으로 고생할 때

생리통이 시작되면 다리미를 아랫배에 올려놓는 친구가 있다.

아랫배를 따뜻하게 해 주는 황토찜질팩 같은 것도 좋긴 한데 적당한 온도로 열을 내면서 동시에 눌러 주는 다리미가 자신에게 가장 맞는다는 게 그 친구 얘기다. 생리통의 유형은 여성들의 화려한 옷매무새만큼이나 다르나, 그 대처법은 별반 다르지 않는 것 같다. 대부분 생리통이 지나갈 때까지 버텨 보다가 너무 심하면 약을 먹는다.

이동 중에 생리를 시작하거나 여행 중에 생리를 시작하면 다리미를 갖고 다닐 수 없는 관계로 우리는 마냥 견뎌내야만 하는데 지금부터 여러분은 손의 힘을 빌려 지혜롭게 생리통을 극복할 수 있는 방법을 만나게 될 것이다. 우리 손은 다리미만큼이나 따뜻하다는 것을 다시 한 번 더 상기하며, 배꼽 바로 아래 치골 바로 위쪽에 우리의 생식기 전반을 감싸고 있는 골반 격막이 있다.

생리통이 심할 때 골반 격막 또한 긴장이 과하여 격막의 운동성이 제한을 당할 수 있다. 이때 골반 격막이 정상적으로 운동할 수 있도록 풀어 주면 생리통이 완화된다. 언제 어디서나 항상 당신과 함께하는 '손'으로 생리통을 재치 있게 극복해 보자!

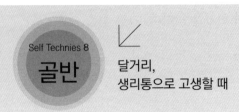

포지션 : On the bed

1. 누운 상태에서 배꼽의 위치와 치골의 위치를 확인한다.

2. 배꼽과 치골 사이에 양손을 "V" 형태로 올려놓고 팔, 손, 어깨에 힘을 빼고 이완한다. 이때 팔꿈치가 뜨면 얇은 쿠션이나 타월을 감아 받쳐 준다.

3. 손이 마치 아랫배 안으로 녹아든다고 느끼면서 근막 운동성이 나올 때까지 기다린다.

4. 배꼽을 중심으로 좌-우로 먼저 움직이는 근막 운동성을 감지하다 제한 지점에서 5g으로 스틸 포인트!

5. 양쪽 방향에서 제한을 해소한 후 손을 천천히 뗀다.

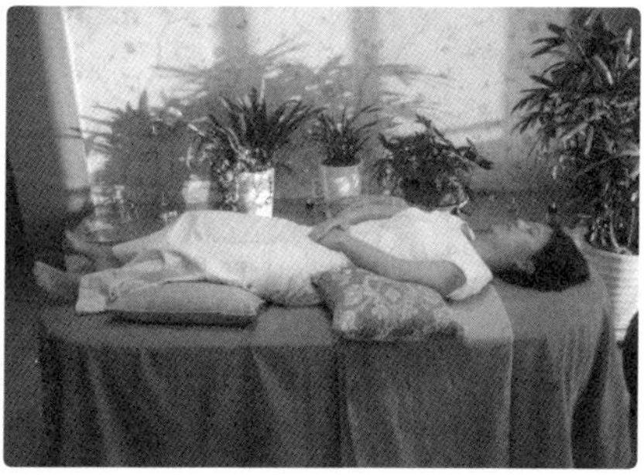

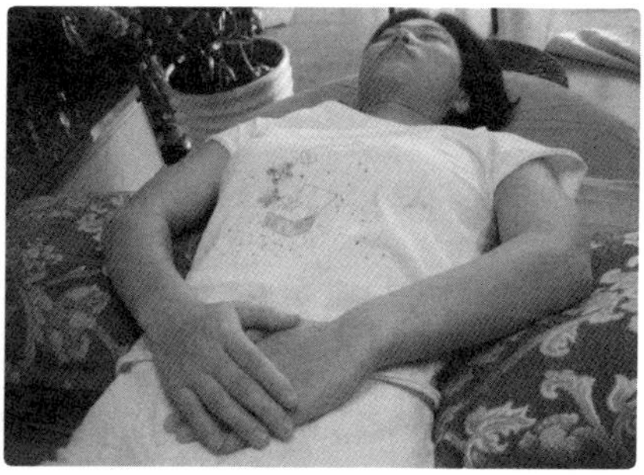

손이 따뜻하지 않다고 고심하는 분들을 위한 한마디!
손은 사용하면 할수록 혈액 공급이 늘어 점차적으로 따뜻해질 수 있으니 상심하는 마음을 연습에 매진할 수 있는 원동력으로 사용해 보시길!

TIP FOR YOU

상대적이고 절대적인
신건강 상식

_ 운동성을 감지 못해도 스틸 포인트가 만들어진다. 셀프 테크닉의 묘미

운동성을 감지하지 못해도 손만 접촉하면 저절로 스틸 포인트가 만들어지는 것이 바로 셀프 테크닉의 묘미이다.
스틸 포인트는 인체의 필요에 의해 만들어지는 자연스러운 생리 현상이라고 소개한 바 있다.
두개천골 운동성 감지를 훈련받고 있는 사람이나 이미 트레이닝을 수료한 사람들의 손은 인체의 핵심에서 미세하게 표현되는 운동성에 대한 자료가 이미 수집되어 있기 때문에 몸에 접촉하면 손이 알아서 프로그램을 진행한다.
그러므로, CST 코스나 감지 훈련을 받지 않은 손은 두개천골 운동성에 기초적인 자료나 경험이 없어 접촉만으로는 스틸 포인트를 만들기 어렵다.
물론 CST 관점의 스틸 포인트는 아니어도 우리 인체는 '터치'를 받는 것만으로도 깊이 이완되어 치유가 일어나기도 한다.
하지만 "타고난 자연 치유력(Inherent healing force)"을 형성하는 CST의 스틸 포인트를 능가하진 못한다.
여러분은 앞으로 책에서 소개된 기본적인 CST 개념과 테크닉을 이해하고 꾸준히 연습하면 운동성을 감지 못해도 스틸 포인트가 만들어지는 셀프 테크닉의 묘미를 경험할 수 있을 것이다.
책으로 이해한 다음, 직접 강의를 듣고 지도자로부터 감지 지도를 받는 것이 CST 테크닉을 가장 정확하게 습득할 수 있는 좋은 방법이다. - Vidhi

Content

05

VIDHI & KHAN CST

뇌를 살리는 치유 기술, CST

건강 지수 UP! 행복 지수 UP!
가족끼리 나누는 CST,
'15분의 기적'

떨어져 있어도 마음이 통하고 당김이 있는 것이 가족이다. 깊은 교감 속에서 시행해야 하는 CST는, 이심전심으로 교감이 자연스럽게 이루어지는 가족들에게 최고의 건강 비법이 될 것이다.

하루에 15분씩, 가족끼리 주고받는 CST는, 말로 표현하지 않아도 손에서 몸으로, 몸에서 마음으로... 아껴 주고 격려해 주는 "응원"의 소리를 사랑에 담아 전달해 줄 것이다. 가족이 주는 그 깊은 사랑 속에 치유의 근원이 살아 숨 쉬고 있다.

CST for

수험생

수험생을 위한 CST_
머리는 맑아지고! 공부의 효율은 높아지고!

"수험생에게는 어떤 테크닉이 제일 필요한가요?"

수험생 아들을 위해 생전 처음 듣는 해부학 용어와 난생 처음 접하는 뼈다귀(그녀는 전신 골격과 두개골을 이렇게 불렀다)를 마다하지 않고 CST 전문가 과정으로 과감히 점프한 그녀는, 수업 때마다 매번 이렇게 질문하였다.

그런 그녀에게 아드님이 어떤 상태를 필요로 하는지 물어 테크닉을 알려 주곤 했는데 여기, 이 공간을 빌어 수험생을 둔 가족들을 위해 그 방법을 공유하고자 한다.

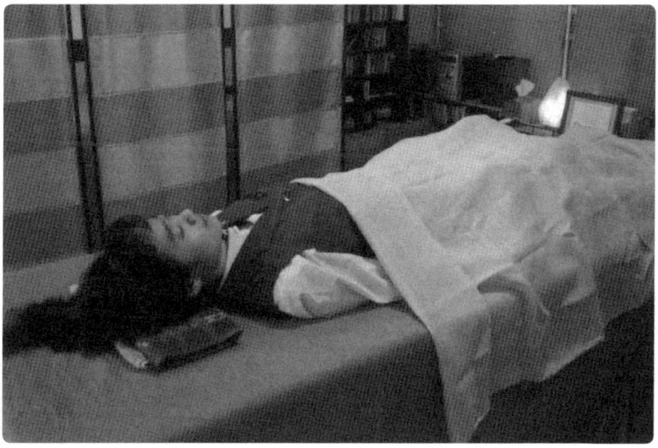

››› CASE 1. 잠이 모자라 머리가 멍할 때

CST 테크닉	AO 근막 해소 / 10min

치유효과

- 머리가 맑아짐.
- 목, 어깨 근육 긴장 해소
- 눈 피로 완화
- 소화 기능 향상
- 기분이 상쾌해진다.

››› CASE 2. 수험생 과로

CST 테크닉	CV4 / 15min

치유효과

- 짧고 깊은 뇌의 숙면
- 피로감 해소
- 뇌내 혈액 순환 원활
- 뇌세포의 활성화
- 공부의 효율성 증대

»» CASE 3. 심리적으로 불안정할 때

CST 셀프 테크닉 | 장골 스틸 포인트

자녀에게 장골극의 위치를 알려 주고 자기 전에 양손을 장골극 위에 올려놓고 잘 것을 권유한다. 운동성을 감지하지 못해도 편안한 아침과 안정된 마음에 큰 도움이 될 것이다.

TIP FOR YOU 에피소드

_ 엄마! 머리는 잘 때 만져 주세요!

수험생 엄마는 괴롭다...
밤늦게까지 공부하는 자식들이 안쓰러워 잠시라도 "플래시 수면"을 취하고 개운하게 공부하라고 CV4 테크닉을(내가 가르쳐 준 대로) 15분 정도를 했는데... 글쎄, 덩치가 산만한 녀석이 코를 고나 싶더니 영 일어나질 못하더라는 것이다.
"에쿠~ 많이 피곤했던 게지... 그래! 오늘은 실컷 자고 낼 열심히 공부해라~"

깊은 잠에 빠진 아들 머리맡에서 이렇게 속삭이며 그녀는 뿌듯한 마음으로 방으로 건너갔다고 한다.

헌데, 꼭두새벽부터 난리가 났다!

아들 녀석 방에서 나는 소란스러운 소리 때문에 얼핏 잠을 깬 엄마는 부스스한 모습을 감출 틈도 없이 냅다 아들 방으로 달렸다. 그곳에는 사랑스러운 아들의 모습은 어데 가고 머리를 쥐어뜯고 있는 지킬 박사가 서 있는 것이었다.

"엄마~ 앙~ 자 버렸잖아요!!! 앙~ 앞으로 머리 만지는 일은 제가 잘 때나 하세요~~~ 앙~~~"

그동안 쌓인 피로 때문에 "잠시 자고 일어나 개운하게 공부하기"를 위한 CV4 테크닉이 아들을 깨어날 수 없는 '잠의 세계'로 인도했던 모양이다. 간밤에 다 끝내지 못한 공부에 대한 아쉬움 때문에 그 난리를 피우긴 했어도 몸이 개운한 것은 부인하지 못하겠나 보다.

그래도 안 받겠다는 소릴 안 하니.

음... 그나저나 수험생 엄마는 같은 수험생...

아들이 잘 때까지 기다렸다 머리에 터치를 하는 고귀한 모습은 정성이요, 사랑이다!

– Vidhi

현재 부상하고 있는 새로운 인식은 착상 후 분열하는 아주 작은 수정란조차 의식 능력을 소유하고 있다는 것이다.

이 사실이 의미하는 것은 '자궁 속에서의 경험'이 미칠 수 있는 영향력이다.

심리학에서는 오랫동안 '출생 경험'이 후기 감정적 발달에 주요한 요인으로 작용한다고 인식해 왔는데 이젠 '출생 전'의 경험 또한 핵심 요인으로 지목되고 있다.

"출생 전 트라우마(pre-natal trauma)"의 세계적인 권위자인 닥터 윌리암 에멀슨은 수정부터 출생 전까지의 시기를 '첫 번째 패터닝'의

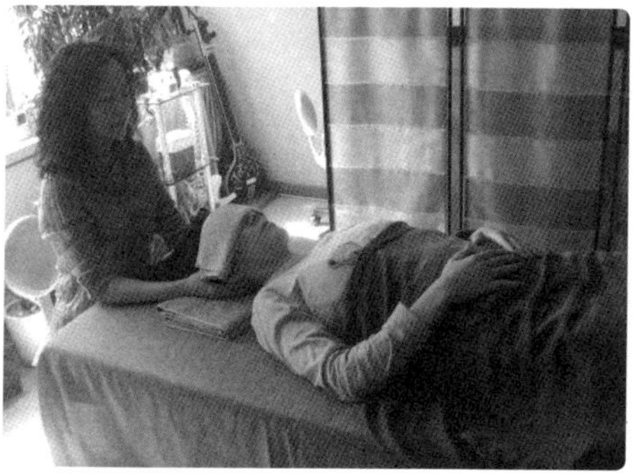

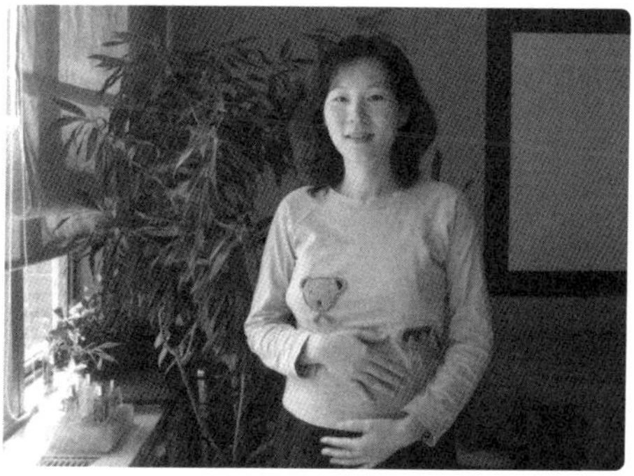

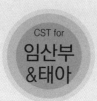

시기라 부르며, 이 시기에 인간이 발달하고 기능하는 방식의 기초가 만들어진다고 한다.

다시 말해 '배 속에서의 경험'은 인간의 몸과 마음을 형성하는 가장 기초적이고 핵심적인 소스로 출생 후 성격과 감정을 절대적으로 지배한다. 그래서 배 속에서 행복해야 태어나서도 행복하다.

임산부와 태아가 함께하는 여행이 더할 나위 없이 행복하고 충만할 수 있도록 가족들이 주는 CST 세션만큼 사랑스러운 선물은 없을 것이다. 임산부 또한 옛 어른들이 입버릇처럼 말씀하신 '태교의 중요성'을 "무엇 때문에 중요한지"에 대한 인식을 바로 세워 임신 기간 중 한결 같은 마음으로 태아와 교감하고 사랑을 나누었음 한다.

››› 테크닉

CST 테크닉	롤링 포지션 / 15min

임산부마다 배가 불러 올수록 똑바로 눕지 못하는 이가 있는가 하면 꽉 찬 산달이 될 때까지도 거뜬히 똑바로 눕는 이가 있다.

'롤링 포지션'의 경우, 어떤 임산부에게나 적합하며 특히 똑바로 누울 수 없는 임산부의 경우 가장 편안한 상태로 세션을 받을 수 있는 자세다.

임신 중 CST 세션의 효과	임신 중 요통 해소 골반 이완 입덧 완화 심리적 안정 태아 스트레스 해소 태아의 건강한 인성 형성 즐거운 임신 기간 출산 준비 출산 전 트라우마 해소

TIP FOR YOU

린다 스토리

_ 아이가 거꾸로 있어요!

CST 세션을 받으러 온 린다는 이미 만삭의 몸이었다.

아이의 머리가 밑으로 내려오지 않고 거꾸로 서 있어 그녀는 몹시도 걱정하고 있었다. 손을 그녀의 배 위에 올려놓으니 골반 격막에 스트레스 패턴이 형성되어 있었고 오른쪽 골반 티슈 몇 군데에 발생한 수축이 감지되었다.

태아 또한 엄마의 이러한 긴장에 영향을 받고 있는 것처럼 보인다.

과다한 긴장이 형성된 지점에 손을 부드럽게 올려놓고 기다리고 있으니 두개천골 운동성이 나타나기 시작하면서 긴장이 점차적으로 해소되었다.

그 다음 주 린다가 전화를 했다.

세션을 받은 바로 그날 밤에 태아가 정상적인 포지션으로 돌아섰고 바로 아이를 출산했다고 한다.

남자 아이를 순산한 린다!

What a beautiful life~

– 〈DO.마이클 컨의 글〉에서 발췌

TIP FOR YOU

에피소드 : 캐서린 스토리

_ 출생 전 트라우마(pre-natal trauma)

출생 전 트라우마와 관련해서 42세인 캐더린 이야기를 소개하고자 한다.

캐더린은 가벼운 천식 기질을 제외하고 건강한 편이었다.

하지만 그녀는 심할 정도로 근심, 걱정이 잦았고 남자가 그녀를 떠날지도 모른다는 공포 때문에 관계 형성에 어려움을 겪고 있었다.

내가 그녀의 전두골에 접촉했을 때, RTM 밑에서 발생하는 '당김'의 느낌이 감지되었는데 캐더린은 그 느낌을 이렇게 묘사했다.

그녀에겐 친숙한 느낌인 차가운 기운이 몸 우측으로 내려가는 것 같다고 한다. 마치 내부에서 그녀의 몸을 아래로 잡아당기는 것처럼 느껴지기 시작했을 때 그 '차가운 느낌'을 그녀는 더욱 명확하게 느끼는 듯했다.

그녀의 몸에서 발생한 감각을 추적하는 동안, 그녀는 울기 시작했다. 나는 그녀에게 충분한 여유를 주었고 그 느낌은 그녀를 관통하여 물결치는 듯했다.

몇 분이 지난 후, 나는 그녀가 인지한 것에 대해 물었다.

그녀는 단지 "내 오른쪽 아래로 뭔가를 잃어버린 것만 같아요"라고만 답할 수 있었다.

그녀의 절망은 너무 극심하여 감당하기 힘들 정도였다. 나는 그녀에게 천천히 그리고 깊이 호흡하도록 안내하면서 그녀의 몸에서 리소스를 찾도록 했다. 그녀의 다음 스테이트먼트는 단호한 외침이었다.

"그가 떠났어요."

그녀는 크게 흐느끼면서 같은 소리를 반복해서 외쳤다.

"어디로 간 거야.... 어째서 나를 떠난 거야...."

캐더린은 쌍둥이였던 오빠가 임신 초기에 사산된 영상을 본 것이었다.(임신 초기에 이런 일은 종종 발생한다.)

이것을 통해 캐더린은 쌍둥이 남자 동생의 죽음을 받아들였고 사랑을 담아 그에게 작별을 고했다.

캐더린은 평생 '뭔가를 잃어버린 듯한' 느낌을 받으며 살아왔다고 한다. 이 강렬한 느낌은 그녀의 오른쪽으로 내려가는 차가운 감각과 연결된 것처럼 보인다.

더 중요한 것은 세션 후 캐더린의 천식이 극적으로 호전되었다는 사실이다.

더 이상 그녀는 차가운 감각이 오른쪽으로 타고 내려가는 것을 느끼지 않았고 이것을 기점으로 그녀의 자신감은 눈에 띌 정도로 성장되었다.

– 〈DO.마이클 컨의 글〉에서 발췌

CST for
성장기
아이들

성장기 아이들을 위한 CST_
키도 쑥쑥! 뇌 성장도 쑥쑥!

미완성의 뇌가 어머니의 자궁 경부를 빠져나오는 그 순간, 열린 대천문으로 우주의 기운을 받아들이게 되고 그때 태어날 아이의 건강적 운명이 결정된다는 운기 체질론의 밑바탕은 뇌의 특별한 발달적 성향에 그 근간을 두고 있는 듯하다.

다른 장기에 비해 미완성 상태로 태어나는 뇌는 만 5세까지 괄목할 만한 성장을 거듭하며 스펀지처럼 세상의 모든 정보를 받아들이고 깨치게 된다.

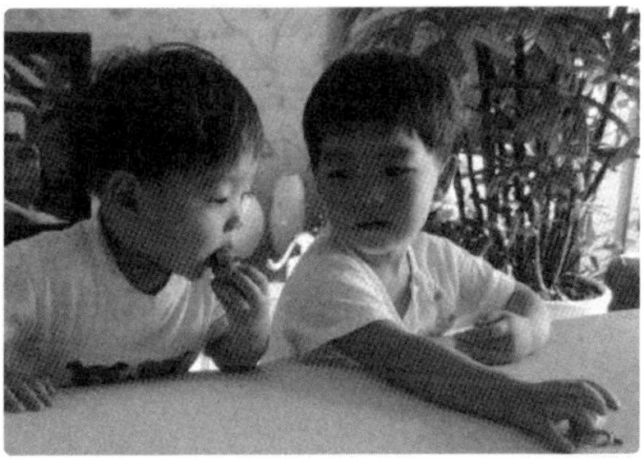

뇌가 한창 발달할 시기인 만 1세~만 5세 사이에 행하는 CST 세션은 뇌 성장과 발달을 도와주고 아이에게 건강한 성격을 형성시켜 줄 수 있다.

뿐만 아니라 왕성하게 호르몬이 발달하는 사춘기 때 주기적으로 CST 세션을 행하면 호르몬을 안정시켜 질풍노도와 같은 사춘기의 거센 바람을 안정시켜 주고 성장할 시기에 키가 쑥쑥 잘 자랄 수 있도록 도와준다.

아이들의 성장은 눈에 띄게 드러나서 굳이 CST 세션이 미치는 영향을 설명치 않아도 엄마들의 시야에 그대로 들어온다. 나와 칸의 손이 닿은 아이들이 좋은 식습관을 바탕으로 CST 세션과 함께 쑥쑥 자랄 때(패스트 푸드나 정크 푸드에 함유된 성장 호르몬 섭취를 안 한 정상적인 성장) 우리들이 느끼는 즐거움과 행복은 아이들의 부모만큼이 풍요롭다.

CST 세션 시리즈

월요일 / 발 스틸 포인트 15min
화요일 / CV4 15min
수요일 / 천골 스틸 포인트 15min
목요일 / 후두골 스틸 포인트 15min
금요일 / 롤링 포지션 15min

서두르지 말고
여유있게!

TIP

아이들에게 세션을 행할 때는 '인내심'이 절대적으로 필요하다.
만 1세~만 3세까지는 주로 자고 있을 때 세션을 하는 것이 좋다. 깨어 있을 때는 가만히 누워 있기가 힘드니 아이들을 강압하지 말고 설득과 권유로 협조를 요청한다.

CST for

남편

만성 피로에 시달리는 남편을 위한 CST_
돌아오라, 왕성한 정력!

주 5일 근무라 하여 이제 주말마다 야외로 나가 애들이랑 신나는 시간을 보내겠구나 했던 그녀는, 주말에 바깥에 나가기는커녕 고양이마냥 밤낮으로 소파 한군데를 차지하고 앉았다 누웠다는 반복하는 남편을 지켜보다 이렇게 소리를 질렀다고 한다.

"나가~"

물론 그녀의 심정을 내 모를 바는 아니나 연애할 때의 남편을 떠올려 보면 그 왕성했던 정열과 사랑이 여전히 가슴에 남아 있을 것이다.

그 정열과 사랑으로 남편의 현재 모습 위에 가장 사랑스러웠던 남편의 얼굴을 오버랩을 하고 누웠다 앉았다를 반복하는 '그'에게 CST 세션을 행하여 보라~

주말에 하루 15분만이라도 사랑을 털털 털어 CST 세션을 하다 보면 남편의 눈빛이 달라지다 못해 그 왕성했던 예전의 '그 남자'로 돌아와 있을 것이다.

《남편 기 살리기 주말 프로젝트》

CST 테크닉	토요일 / 천골 스틸 포인트 15min 일요일 / CV4 15min

CST for

주부

대한민국 주부를 위한 CST_
슈퍼 우먼도 휴식이 필요하다!

가수 왁스가 부른 노래, '아줌마'는 대한민국 주부의 모습을 가식 없이 반영하고 있는 것 같다.

아줌마는 바쁘다. 그래서 우리 주부들은 남편들만큼이나 피곤하다.

아무리 공동 육아를 한다고 해도 육아의 재능은 여성이 더 강한 것 같고, 아무리 집안일을 나누어 한다고 해도 자신이 해야 성이 차는 것도 여성인 것 같다.

세상의 변화는 여성이 맘껏 능력을 펼칠 수 있는 기회까지 부여하고 있으니 갈수록 여성에게 주어진 일들은 증가 일로에 있다. 일하는 여성들의 대부분이 전업 주부만큼이나 가사 노동을 하고 있다.

대한민국 주부는 슈퍼 우먼이다. 슈퍼 우먼도 휴식이 필요하다.

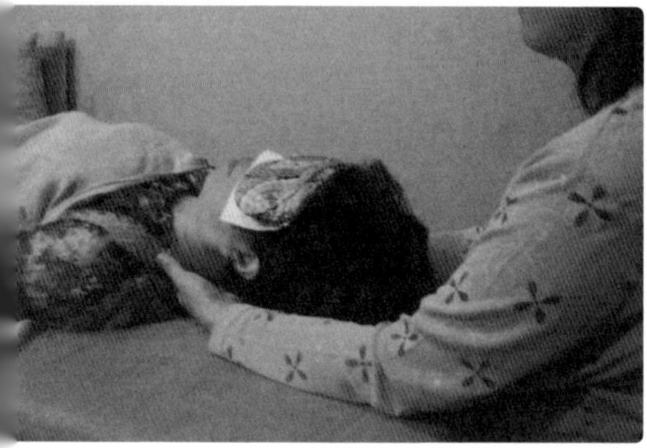

야들야들한 버들강아지 같았넌 아내의 모습에서 우직한 아줌마의 모습을 발견했을 때 가족들이여 엄마에게, 아내에게, 며느리에게 휴식을 주라! 슈퍼 우먼을 위한 가장 파워풀한 휴식, CST를 소개한다.

슈퍼 우먼용 CST 세션 !

CASE 1.
슈퍼 우먼 울화증 / 인후두 격막 15min

CASE 2.
슈퍼 우먼의 건강한 자궁을 사수하라 / 골반 격막 해소 15min

CASE 3.
슈퍼 우먼 근육통 / CV4 15min

CASE 4.
슈퍼 우먼 우울증 / 천골 스틸 포인트 15min

CASE 5.
슈퍼 우먼 두통 / 후두골 스틸 포인트 15min

CASE 6.
슈퍼 우먼에게 가족의 사랑 충전 / 롤링 포지션 15min

CST for

노년

노년의 뇌 건강을 위한 CST_ 알츠하이머, 뇌출혈 예방책

"내 머리 속에 지우개"라는 영화를 통해 '알츠하이머' 질환이 더 이상 노인의 소유물이 아님을 알게 되었을 것이다. 우리들에게는 알츠하이머의 60%에 해당하는 유형 중의 하나인 '치매'로 잘 알려져 있다.

CST 관점에서 보는 알츠하이머나 파킨슨과 같은 뇌질환은 "뇌척수액 부족"이 원인이다.

CST 테크닉은 뇌척수액의 생산과 균형 잡힌 배분을 도와 뇌 기능을 개선시켜 줄 뿐만 아니라 뇌내 혈액 순환을 도와 뇌혈관을 튼튼하게 유지시켜 뇌출혈을 예방해 준다.

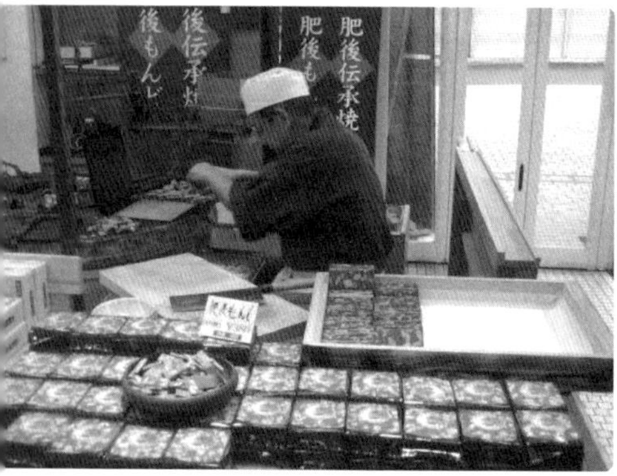

아름다운 우리 부모님의 노년을 위해 하루 15분씩 행하는 CST 세션은 키워 주신 고마움에 대한 '최선의 보답'일 것이다. 부모님의 환한 모습에서 즐거움을 느끼는 것 또한 자식의 본능인 듯하다.

1주일 한 번, 1달에 4번

첫째 주_

천골 스틸 포인트 15min + 사랑과 관심

둘째 주_

인후두 격막 해소 15min + 애정과 정성

셋째 주_

AO 근막 해소 15min + 감사와 격려

넷째 주_

CV4 15min + 존경과 신뢰

TIP FOR YOU

글을 마무리하며_

2003년에 쓰여져, 2006년엔 e-book으로,
그리고 2009년에 책으로 인쇄되다!
컴퓨터로 e-book 읽기가 너무 힘드시다며
종이책으로 인쇄될 때까지 기다리겠노라며 3년을 버텨 주신,
비디&칸 가족 여러분과 CST를 사랑하시는 모든 분들께 사랑과 감사를 전한다.
이제… 종이책으로 출판되었으니 사서 읽을 일만 남았다! -VIDHI-

CST를 통해 나는, 내 자신의 무지함을 알게 된다. 나에게 CST는 대자연과 같다.
변화무쌍하면서도 지극히 진실되고 단순한 매카니즘,
그곳에서 우주 바다의 정수를 들이마시고 내려놓은 듯,
아무것도 해야 할 것이 없다. 그저 바라볼 뿐이다. 그리고 일어난다.
啐啄同時(줄탁동시)
그녀는 아는 듯 모르고 모르는 듯 안다. 그것이 그녀의 매력이며 진면목이다.
2003년도부터 책을 쓴다고 골몰하더니
인터넷에 올리고 e-book으로 출판한다는 등…
난 비디의 책을 읽어 본 적이 없다. 참 무심한 건지 무지한 건지…
오늘에서야 그너의 책을 읽었다. 비디의 글이 참 좋다.
복잡하고 어려울 것 같은 CST를 물 흐르듯
지식적이지 않게 풀어내는 어휘력도 탁월하다.
있는 그대로 읽어 보면 이치에 다다를 것이라 말하고 싶다.
끝으로, 존재는 스스로 탁월한 치유 계획을 가지고 태어난다.
CST는 그 진리를 알게 하는 것이다. -KHAN-